Edith Kellnhauser

Der Gründungsprozess der Landespflegekammer Rheinland-Pfalz

PFLEGE *kolleg*

Vorgehensweise, Registrierung der Mitglieder &
Wahl der Vertreterversammlung

schlütersche

Edith Kellnhauser hat als Krankenschwester in Deutschland, Großbritannien, Ägypten und den USA gearbeitet. Ihre pflegerischen Arbeitsschwerpunkte waren u. a. Intensivpflege und Onkologische Pflege. Von 1992 bis 1999 war sie Professorin für Pflegewissenschaft/Pflegemanagement an der Katholischen Hochschule in Mainz. Als Gründungsdekanin baute sie die neuen Pflegestudiengänge maßgeblich mit auf. Seit 1999 ist sie emeritiert, jedoch weiterhin auf verschiedenen Gebieten der Pflege tätig. Sie ist auch Autorin bzw. Herausgeberin zahlreicher pflegefachlicher Publikationen. Edith Kellnhauser war Mitglied im Gründungsausschuss bei der Errichtung der Landespflegekammer in Rheinland-Pfalz. Sie ist derzeit Mitglied der Vertreterversammlung der Kammer.

Diese Schrift ist allen Kolleginnen und Kollegen gewidmet, die mit der Gründung einer Pflegekammer in Deutschland befasst sind.

Der Pflegebrief Newsletter – für die schnelle Information zwischendurch
Anmelden unter www.pflegen-online.de

Bibliografische Information der Deutschen Nationalbibliothek
Die Deutsche Nationalbibliothek verzeichnet diese Publikation in der
Deutschen Nationalbibliografie; detaillierte bibliografische Daten sind im Internet
über http://dnb.ddb.de abrufbar.

ISBN 978-3-89993-380-2 (Print)
ISBN 978-3-8426-8830-8 (PDF)
ISBN 978-3-8426-8831-5 (EPUB)

© 2016 Schlütersche Verlagsgesellschaft mbH & Co. KG,
   Hans-Böckler-Allee 7, 30173 Hannover

Reihengestaltung: Groothuis, Lohfert, Consorten, Hamburg
Umschlaggestaltung: Kerker + Baum, Büro für Gestaltung GbR, Hannover
Titelfoto: © Landespflegekammer Rheinland-Pfalz (KdöR)
Satz: PER Medien & Marketing GmbH, Braunschweig
Druck: Stürtz GmbH, Würzburg

INHALT

DANKSAGUNG

Großer Dank gebührt der Landesregierung Rheinland-Pfalz unter Führung von Ministerpräsidentin Malu Dreyer, die die Idee der Gründung einer Pflegekammer aufgegriffen und deren Umsetzung unterstützt hat.

Dank gebührt auch den Ministern im Ministerium für Soziales, Arbeit, Gesundheit und Demografie, Alexander Schweitzer und Sabine Bätzing-Lichtenthäler für die Leitung des Antrages zur Errichtung einer Landespflegekammer durch den Gesetzgebungsweg.

Dank geht auch an Abteilungsleiter Tom Rutert-Klein und Ressortleiter Dr. Jürgen Faltin für ihre kontinuierliche sachkundige Beratung und Hilfestellung.

Gleichermaßen geht Dank an Schwester M. Basina Kloos für ihren von Objektivität und Zuversicht getragenen Einsatz bei komplexen politischen Verhandlungen.

Dank geht an die Vertreterinnen und Vertreter der Berufsverbände sowie an den DPO-Dachverband der Pflegeorganisationen Rheinland-Pfalz e.V.: für das jahrelange Aufrechterhalten der Kammeridee, das nachhaltige Einwirken auf die politisch Verantwortlichen und die maßgebliche Beteiligung am Aufbau der Landespflegekammer.

Und letztlich geht ein herzliches Dankeschön an die Mitglieder der Gründungskonferenz und des Gründungsausschusses, sowie an die vielen mit der Informationsvermittlung befassten Kolleginnen und Kollegen für ihr hochmotiviertes und unermüdliches Engagement in der Sache.

EINLEITUNG

Dieses Buch zeigt, wie es zur Errichtung der ersten deutschen Pflegekammer kam. Es ist damit auch ein Zeitdokument, das in den kommenden Jahren fortschreitender Kammergründungen in Deutschland nicht nur für die Mitglieder der Pflegekammer in Rheinland-Pfalz interessant sein dürfte. Sondern darüber hinaus auch für Berufskolleginnen und -kollegen bundesweit. Zum ersten Mal können wir auf die Anfänge des pflegerischen Kammerwesens hierzulande zurückschauen.

Meine Darstellung der konkreten Vorgehensweise bei der Etablierung der ersten deutschen Pflegekammer kann jenen Kolleginnen und Kollegen, die mit einem derartigen Projekt in anderen Bundesländern befasst sein werden, als Leitfaden dienen.

Als Einstieg in das Thema veranschauliche ich in komprimierter Form das Wesen einer Pflegekammer und die Gründe für deren Errichtung. Ehrlich gesagt: Es war ein langer und beschwerlicher Weg, bis die erste Pflegekammer ihre Arbeit aufnehmen konnte!

Sehr anschaulich zeigt sich das auch an einem Überblick über den derzeitigen Sachstand der Errichtung von Pflegekammern in den einzelnen Bundesländern.

Eine der ersten Hürden auf dem Weg zu einer Landespflegekammer war eine soziopolitische Barriere. Erst als diese überwunden war, folgten erste konstruktive Gespräche von pflegeverbandlichen Vertretern mit der Landesregierung, die schließlich in einer Stimmungsumfrage bei den Berufsangehörigen resultierten. Die positiven Ergebnisse führten zur Etablierung der Gründungskonferenz mit zahlreichen vorbereitenden Aufgaben und Aktivitäten.

Ein Jahr danach stand der Gründungsausschuss. Er war verpflichtet, diese Aufgaben und Aktivitäten fortzuführen, die in der Durchführung sowohl der Registrierung der Berufsangehörigen als auch in der Wahl der Vertreterversammlung gipfelten.

Als Wahlergebnis standen schlussendlich 81 Vertreter der Landespflegekammer fest, die am 25./26. Januar 2016 ihre ersten Arbeitssitzungen abhiel-
ten. In den folgenden regelmäßigen Sitzungen ist die Vertreterversammlung
als oberstes Gremium der Landespflegekammer damit befasst, die ihr vom
Heilberufsgesetz zugewiesenen berufsspezifischen Aufgaben zu erfüllen.

Definitionen

Satzung

»Satzungen sind Rechtsnormen, die von unterstaatlichen Verwaltungs-
trägern zur Regelung ihrer eigenen Verwaltungsangelegenheiten mit
Wirksamkeit für die ihnen angehörenden ... Personen erlassen werden.«[1])

Ordnung/Geschäftsordnung

»Eine Geschäftsordnung ist die Zusammenfassung aller Verfahrensrege-
lungen, nach denen Sitzungen und Veranstaltungen dieses Gremiums
abzulaufen haben.«[2])

Pflegekammer

Eine Pflegekammer ist, wie andere Berufskammern, »eine rechtsfähige
Körperschaft des öffentlichen Rechts mit Selbstverwaltung.«[3])

Berufsverband

Ein Berufsverband ist ein freiwilliger Zusammenschluss von Angehörigen
eines bestimmten Berufes zum Zweck ihrer Interessenvertretung. Dabei
geht es um berufsbezogene und berufspolitische Fragen und Forderungen zur Weiterentwicklung und öffentlichen Anerkennung des jeweiligen
Berufes.[4])

Gewerkschaft

Eine Gewerkschaft ist für tarifrechtliche Fragen, wie Gehälter und
Arbeitszeiten zuständig. Sie setzt sich für akzeptable Arbeitszeiten und
leistungsangemessene Vergütung ihrer Mitglieder ein.[5])

---

[1]) Satzung http://www.rechtswörterbuch.de/rechts/s/satzung/
[2]) Ordnung http://www.juraforum.de/lexikon/geschaeftsordnung//
[3]) Pflegekammer Heilberufsgesetz (HeilBG) Rheinland-Pfalz vom 19. 12. 2014 § 2
[4]) Vgl. Berufsverband Exkurs In: Die Schwester, Der Pfleger, 2015, 10, S. 81
[5]) Ebd.

1 AUF DEM WEG ZU EINER PFLEGEKAMMER

Eine Pflegekammer ist dem Schutz der Bevölkerung und der Regulierung des Berufsstandes der Pflegenden verpflichtet. Sie ist, ähnlich wie andere Berufskammern, »eine rechtsfähige Körperschaft des öffentlichen Rechts mit Selbstverwaltung.«[1]

Die Grundlage für die Aktivitäten einer pflegerischen rechtsfähigen Körperschaft bildet das Heilberufsgesetz. Daraus abgeleitet sind die Satzung und die Geschäftsordnung.

Fazit

Eine Pflegekammer ist gesetzlich ermächtigt, die ihr vom Gesetzgeber übertragene Aufgabe – die pflegerische Versorgung der Bevölkerung – durch kompetente Pflegepersonen in beruflicher Selbstverwaltung durchzuführen.

1.1 Gründe für die Errichtung einer Pflegekammer

Um dieser bedeutenden sozialen Aufgabe – der pflegerischen Versorgung der Bevölkerung – gerecht werden zu können, bedarf es der eigenständigen Regulierung des Berufsstandes durch die Pflegekammer. Ein bedeutender Teil der Regulierung ist die **Lizenzierung** – die Aushändigung der Urkunde zur Berufserlaubnis nach bestandenem Staatsexamen. Dies findet derzeit in Deutschland noch nicht statt, wird jedoch eine zukünftige Aufgabe der Pflegekammer sein. Eine weitere Aufgabe ist die **Registrierung** – die Eintragung aller Berufsangehörigen in ein Berufsregister.

Durch die damit einhergehenden regelmäßigen Weiterbildungsanforderungen an die Berufsangehörigen durch die Kammer wird sichergestellt, dass

---

[1] Pflegekammer Heilberufsgesetz (HeilBG) Rheinland-Pfalz vom 19. 12. 2014 § 2

alle aktiv Berufstätigen die Mindestanforderungen für eine sichere Durchführung ihrer pflegerischen Aufgaben erfüllen.

Weitere berufsregulierende Aktivitäten der Kammer sind beispielsweise

- Erstellung von Leitbild und Zielsetzung
- Definition Pflege
- Festlegung beruflicher Tätigkeitsprofile
- Leitlinien für ethisches Verhalten
- Durchführung der Standesaufsicht
- Einwirkung auf Ausbildungs- und Weiterbildungseinrichtungen

All das dient der qualitativen pflegerischen Behandlung/Versorgung von Patienten/Betreuten.

Für ihre Mitglieder fungiert die Kammer als Beratungsstelle und Informationsquelle, speziell in fachlicher und auch rechtlicher Hinsicht.

Eine Pflegekammer begründet effektive Beziehungen mit Arbeitgebern, Verbänden, anderen Kammern und Gewerkschaften zum Nutzen der Pflegenden.

Mit einer regelmäßigen Öffentlichkeitsarbeit vermittelt die Kammer der Bevölkerung das Ausmaß beruflicher Praxis und Verantwortung. Sie unterstreicht so die Bedeutung des zahlenmäßig größten Berufsstandes im Gesundheitswesen: der Pflege

Hinweis

Kammermitglieder können bei den Kammeraktivitäten tatkräftig mitwirken. Sie sind ausdrücklich eingeladen, ihre Alltagserfahrung, Arbeitsprobleme, Systemkritik und Verbesserungsideen in die Gremienarbeit bei der Pflegekammer einzubringen.

1.2   Partner in der Politik

Für die Gesundheitspolitik fungiert die Pflegekammer als Kooperations-
partner bei gesundheitspolitischen Entscheidungsprozessen. Sie liefert
als Selbstverwaltungspartner der Gesundheitspolitik Fachexpertisen. Sie
benennt pflegerische Sachverständige zur Teilnahme und Beratung bei
bestimmten Aspekten der Gesundheitsgesetzgebung.

Eine Pflegekammer ist gesetzlich anerkanntes Mitglied im Kreis der Vertreter anderer Gesundheitsberufe und kann in Kooperation mit diesen bei
der Umsetzung gesundheitspolitischer Vorgaben und Standards effektiv
mitwirken.

Pflegekammer – Partner der Politik

So wird im gesundheitspolitischen Raum nicht länger von Berufsfremden
über den Berufsstand Pflege entschieden, sondern pflegerische Berufs-
experten sind aktiv an diesen Vorgängen mit beteiligt.

2 BERUFLICHE INITIATIVEN ZUR GRÜNDUNG EINER PFLEGEKAMMER SEIT 1990

2.1 Schritt 1: die Gründung von Fördervereinen

1990 verlangte die Münchner Kollegin Imgard Linberg-Klotz die Errichtung einer Pflegekammer. Sie begründete ihre Forderung damit, dass von dieser selbstbestimmten Institution Patienten geschützt, qualitativ hochstehende Pflege in beruflicher Selbstverantwortung der Einzelnen erbracht, sowie der Berufsstand reguliert und organisiert werden sollte.[2]

Diesem Aufruf folgend bildeten sich in Bayern und anderen Bundesländern Fördervereine zur Gründung einer Pflegekammer, die sich 1997 zur Nationalen Konferenz zur Errichtung einer Pflegekammer in Deutschland zusammenschlossen. Die sogenannte »Nationale Konferenz« fungierte als Koordinationsstelle der Fördervereine, organisierte Öffentlichkeitsarbeit und interagierte mit politischen Entscheidungsträgern.

Als im Dezember 2014 die erste Deutsche Pflegekammer in Rheinland-Pfalz etabliert war, hatte die Nationale Konferenz ihr jahrelang verfolgtes Ziel erreicht. Am 11. März 2016 konnte sie daher ihre Tätigkeit einstellen.

2.2 Schritt 2: die Erstellung von Berufsordnungen

2004 gab der Deutsche Pflegerat eine Rahmenberufsordnung heraus, nach deren Vorbild einzelne Bundesländer ihrerseits Berufsordnungen erstellten (Bremen 2004, Saarland 2007, Hamburg 2009[3]),wohl wissend, dass die Einhaltung der darin festgelegten Vorgaben mangels einer gesetzlich zuständigen Autorität nicht überprüft und bei möglichem Fehlverhalten Einzelner nicht geahndet werden können.

---

[2]   Vgl. Linberg-Klotz, I. (1990). Kammer für Pflegeberufe oder: Auf der Suche nach einem Selbstbestimmungsinstrument. In: Die Schwester/Der Pfleger (9) S. 741
[3]   Gesetzblatt der Freien Hansestadt Bremen vom 14. Oktober 2004; Amtsblatt Saarland vom 28. November 2007; Hamburgisches Gesetz-und Verordnungsblatt, Nr. 43, vom 29. September 2009

2.3 Schritt 3: die freiwillige Registrierung

Die freiwillige Registrierung in Deutschland kann als eine einer Kammer vorauseilende Teilaktion gesehen werden. Das Kernstück der freiwilligen Registrierung ist der Teilnahmenachweis der einzelnen Berufsangehörigen an einer von einer Berufsorganisation festgelegten Anzahl von pflegerischen Fortbildungsstunden pro Jahr. Dies ist gleichbedeutend mit einer permanenten Aufrechterhaltung und kontinuierlichen Anhebung ihres beruflichen Qualitätsniveaus.

Derzeit sind von den zirka 1,2 Millionen Pflegefachkräften in Deutschland zwei Prozent registriert (Stand: 2015[4]). In Ländern mit langjährig etablierten Pflegekammern erfolgt die Pflichtregistrierung direkt nach einem bestandenen Staatsexamen.

2.4 Interaktion mit Politikern

Seit den ersten Initiativen zur Gründung einer Pflegekammer haben Fördervereinsmitglieder mit den zuständigen Politikern in verschiedenen Bundesländern regelmäßig entsprechende Verhandlungen geführt.

2.4.1 Wahlprüfsteine als Gretchenfrage an die Politiker

Die Fördervereinsmitglieder sprachen Politiker auf kommunaler und landespolitischer Ebene an und schilderten ihnen die positiven Aspekte einer Pflegekammer. Vor allem vor Wahlen wurden diese Anfragen intensiviert. Die Politiker, die sich zur Wahl stellten, wurden gebeten, sogenannte »Wahlprüfsteine« – spezielle Fragen zum Thema Pflegekammer – zu beantworten. Häufig fielen die Antworten bei den regierenden Parteien ausweichend aus, wenn überhaupt geantwortet wurde. Die Äußerungen der anderen Parteien zu dieser Frage reichten von unkonkret verzögernd, beschwichtigend, alte Klischees bedienend, bis zu klarer Ablehnung.[5]

---

[4] Lt. Geschäftsstelle Registrierung beruflich Pflegender in Berlin (2015)
[5] Wahlprüfsteine:http://dpo-rip.de/wahlprüfsteine-landtagswahl.html

2.4.2   Vorlage von Positionspapieren

Albrecht et al. legten 2002 dem Landtag von Nordrhein-Westfalen und dem Gesundheitsministerium ein Positionspapier vor. Darin wiesen sie den Gesetzgeber auf seine Verpflichtung zur Sicherstellung erforderlicher Rahmenbedingungen für eine sichere Pflegeversorgung der Bevölkerung, wie die Schaffung einer zentralen Selbstverwaltung, in Form einer Pflegekammer, hin.[6]

Der Fachbeirat im Hessischen Sozialministerium erläuterte 2007 in einem Positionspapier der Landesregierung, wie durch bestimmte berufsspezifische Vorgehensweisen einer Pflegekammer die pflegerische Versorgung der kranken Menschen gesichert werden könnte.[7]

2.4.3   Anhörungen in Landtagen

Den Anträgen von Fördervereinen folgend fanden in verschiedenen Landtagen Anhörungen zum Thema »Etablierung einer Pflegekammer« statt. Beispielsweise initiierte 2010 die SPD in Niedersachsen eine derartige Anhörung im Landtag. Dabei konnten die betroffenen Sozialeinrichtungen und -verbände des Landes Niedersachsen ihre Stellungnahmen bezüglich der Errichtung einer Pflegekammer kundtun. Die Pro-Stimmen bekräftigten ihre Zustimmung mit einer rechtlichen Klarheit für die Berufsangehörigen und einer gleichzeitigen Sicherheit für die Pflegebedürftigen. Die Gegner sahen eine Etablierung einer Pflegekammer als kontraproduktiv und für Problemlösungen ungeeignet.[8]

---

[6] Albrecht et al. (2002). Positionspapier: Die Kammer für Pflegeberufe. Förderverein NRW, S. 5

[7] Hessisches Sozialministerium (2007). Positionspapier des Fachbeirats der Pflege zur Errichtung einer Kammer für Pflegeberufe in Hessen. Unveröffentlicht

[8] SPD-Fraktion im Niedersächsischen Landtag, Pressemitteilung vom 12. 5. 2010, Nr. 16-166

2.5   Rechtsgutachten: Sind Pflegekammern legal?

Führende Pflegepersonen haben nach Diskussionen und Verhandlungen mit Vertretern politischer Parteien die Legalität einer Pflegekammer untersuchen lassen. In den Jahren 1994 bis 2008 wurden insgesamt fünf diesbezügliche Rechtsgutachten in Auftrag gegeben.

So untersuchten Gutachter die »Freiberuflichkeit« der Pflege, deren berufseigene »vorbehaltene Aufgaben« und die Zwangsmitgliedschaft der Berufsangehörigen.[9] Ein weiterer Untersuchungspunkt war die Verfassungsmäßigkeit der Errichtung einer Pflegekammer speziell im Hinblick auf die gestiegene Verantwortungsübernahme des Berufs, die im rechtlichen Status des Berufsstandes keine Entsprechung findet. Die Gründung einer Pflegekammer wäre der Beginn der Wahrnehmung der Pflegewirklichkeit und der Anforderungen in der Praxis.[10]

Fazit

Schließlich kamen vier von fünf Gutachtern zu dem Schluss, dass »keine verfassungsrechtliche Bedenken gegenüber der Schaffung einer Kammer für Pflegeberufe bestehen.«*

* Seewald, O. (1997). Kurzfassung des Rechtsgutachtens: Die Verfassungsmäßigkeit der Errichtung einer Klammer für Pflegeberufe im Freistaat Bayern. S. 4

2.6   Die europäische Sicht

Im Hinblick auf Europa weist Hanika auf den Rahmen geltender Verträge hin, die den »berufsständischen Kammern eine weittragende Bedeutung für die Durchsetzung der Grundfreiheiten und damit für die Verwirklichung des Binnenmarktes zuweisen. Die Mitgliedschaft der Unionsbürger in den

---

9   Plantholz, M. (1994): Gutachten über die rechtlichen Probleme und Möglichkeiten der Errichtung einer Pflegekammer auf Landesebene. S. 1
10   Igl, G. (2008): Weitere öffentlich-rechtliche Regulierung der Pflegeberufe und ihrer Tätigkeit. In: Die Schwester Der Pfleger (5) S. 458-461

Kammern ist ein bedeutender Beitrag zur Verwirklichung der europäischen Integration.«[11]

2.7   Pro und Kontra Pflegekammer

Die Idee der Gründung einer Pflegekammer fand über viele Jahre hindurch inner- und außerhalb von Berufskreisen ein unterschiedliches Echo.

2.7.1   Stimmen für eine Pflegekammer

Als die Kammeridee für Pflegeberufe Anfang der 1990er Jahre aufkam, standen die führenden Pflegevertreterinnen und -vertreter dem Gedanken zurückhaltend gegenüber. Auf Informationsveranstaltungen befürworteten sie zwar die Selbstverwaltung des Berufsstandes, sprachen jedoch nicht ausdrücklich von einer »Pflegekammer«.

Durch die Fördervereine und die Nationale Konferenz zur Errichtung von Pflegekammern in Deutschland gab es aber Kontakt und Austausch zwischen Berufsverbänden und dem Deutschen Pflegerat, sodass sich der Gedanke einer Kammer in diesen Kreisen zunehmend und nachhaltig festsetzte. Zudem erschienen häufiger themenbezogene wissenschaftliche Veröffentlichungen von Pflegestudentinnen und -studenten, die die positiven Aspekte einer Kammer, etwa Eigenständigkeit und Selbstbestimmung des Berufsstandes, hervorhoben.[12]

Schließlich gab der Deutsche Pflegerat als Dachverband der Pflegeorganisationen 2004 die sogenannte Strausberger Erklärung heraus, in der die Errichtung von Pflegekammern auf Landes- und Bundesebene empfohlen wird: »Der Deutsche Pflegerat (DPR) e.V., Bundesarbeitsgemeinschaft der Pflegeorganisationen und des Hebammenwesens, empfiehlt die Errichtung von Pflegekammern auf Landes- und Bundesebene für die professionell

---

11 Hanika, H. (2012). Pflegekammer sichert Partizipationsrecht. In: Heilberufe (1), S. 17
12 Böhm, D. (2013). Pflegekammern in Deutschland – Halten sie, was sie versprechen? Eine aktuelle Analyse anhand von Planungen in Rheinland-Pfalz. Diplomica Verlag Hamburg

Pflegenden. ... Die professionelle Pflege erklärt ihre genuine Eigenständigkeit als Heilberuf, insbesondere durch die

- neuen Ausbildungsgesetze
- interne und externe Qualitätssicherungsmaßnahmen sowie durch
- spezifische Aufgabenfelder in neuen Organisationsstrukturen.

Hieraus entwickelt sich ein dringender Bedarf zur Entwicklung von Pflegekammern.«[13]

Seither haben regional und national durchgeführte DBfK-Delegiertenversammlungen sich wiederholt für die Etablierung von Pflegekammern ausgesprochen und ihre Forderungen durch Ergebnisse von Rechtsgutachten untermauert.[14]

Ähnlich äußerte sich der Verband der Pflegedirektor/innen der Universitätskliniken in einem Sonderdruck vom Juli 2012.[15]

Auch die damalige Präsidentin des Deutschen Pflegerats wies 2009 auf dem Hauptstadtkongress in Berlin vor mehr als 1000 Pflegenden erneut mit Nachdruck auf die Notwendigkeit der Errichtung einer Pflegekammer hin.[16]

Es darf an dieser Stelle nicht verschwiegen werden, dass viele Angehörige des Pflegeberufes generell geringes Interesse für Berufspolitik aufbringen. Insofern war es nicht verwunderlich, dass zu Beginn der Diskussion über Pflegekammern viel Unwissenheit herrschte und teilweise bis heute vorhanden ist. So war beispielsweise nicht bekannt, dass durch eine selbstständige Berufsvertretung die derzeit bestehende weisungsgebundene Abhängigkeit durch eine eigenständige integrierte Verhandlungspartnerschaft mit den politischen Vertretern im Gesundheitswesen ersetzt werden soll. Unbekannt

---

[13] Strausberger Erklärung des Deutschen Pflegerates vom 31. 8. 2004. Im Internet: http://www.wernerschell.de/web/04/strausberger_erklaerung.php

[14] DBfK-Deutscher Berufsverband für Pflegeberufe (2009). Vorstand und Delegierte fordern Pflegekammer. In: Die Schwester/Der Pfleger (5), S. 482

[15] Verband der Pflegedirektorinnen der Unikliniken (2012). Newsletter: Sonderausgabe Pflegekammern, Juli 2012

[16] Deutscher Pflegerat (2009). Deutscher Pflegerat steuert auf eigene Berufskammer zu. In: Die Schwester/Der Pfleger (2), S. 109

war auch, dass die Berufsverbände durch eine Pflegekammer keineswegs überflüssig werden, sondern sich unter anderem grundlegenden berufspolitischen Themen widmen und diese in die Öffentlichkeit tragen können.

Mittlerweile sind Wesen, Aufgaben und berufliche Vorteile einer Pflegekammer durch die Aktivitäten von Fördervereinen, Informationsveranstaltungen, berufsfachliche Publikationen, spezifische Informationsvermittlung während der akademischen Ausbildung, und nicht zuletzt durch den Informationsaustausch im Internet, vielen Berufsangehörigen wohl vertraut.

2.7.2   Stimmen von Kontra bis Pro

Das Vorhaben der Gründung einer Pflegekammer rief nicht nur Befürworter, sondern auch zahlreiche Gegner auf den Plan.

2006 erklärte Karin Lübberstedt, die damalige Geschäftsführerin der Hessischen Krankenhausgesellschaft, in ihrer Stellungnahme zum Positionspapier des Fachbeirats im Hessischen Sozialministerium, dass eine Verkammerung der Pflegeberufe weder zielführend für die Sicherung und Steigerung der Qualität und Effizienz der Pflege noch politisch notwendig ist.[17]

Die Gewerkschaft ver.di, Landesbezirk Bayern, betrachtet dagegen eine Pflegekammer als überflüssiges Gremium. So äußerte sie sich in ihrer Stellungnahme vom Mai 2011 zum Thema Pflegekammer in Bayern. Nach Aufführung gängiger Klischees zum Thema wird den Angehörigen der Pflegeberufe empfohlen, sie sollten sich »aktiv in die politische Auseinandersetzung einbringen und die gewerkschaftliche Arbeit zur Verbesserung der Arbeitsbedingungen stärker unterstützen.«[18] Denn: »Viele, den Kammern als typische Aufgaben zugeschriebene Aufgaben sind bereits jetzt schon sinnvoll platziert.«[19]

---

17 Lübberstedt, K. (2006). Stellungnahme der Hessischen Krankenhausgesellschaft zur Errichtung einer Pflegekammer. S. 1
18 Schirmer, D. (2011). Argumente und Fakten zur Diskussion über die Einführung einer Pflegekammer in Bayern. ver.di-Schrift, S. 16
19 Ebd.

Auch der Bundesverband privater Anbieter sozialer Dienste (bpa) lehnt die Selbstverwaltung der Pflege ab und führte bundesweite Kampagnen zur Verhinderung von Pflegekammern durch. Bpa-Vertreter stellen den Bürokratieabbau in den Vordergrund und setzen zur Verbesserung der pflegerischen Situation auf Zuwanderung und Anerkennung ausländischer Abschlüsse.[20]

Der Präsident der Ärztekammer Westfalen-Lippe berief sich 2009 auf die mittlerweile hinreichend bekannten Vorbehalte: Bei ihm kam allerdings zusätzlich die Sorge um eine Konkurrenzsituation zwischen Arzt und Pflege ins Spiel. Pflegerische Eigenständigkeit bei gesundheitspolitischen Modellvorhaben zitierend beschwöre er das Bild einer Zweiklassenmedizin herauf.[21]

Weitere, anfänglich von ärztlicher Seite vorgebrachte Argumente gegen die Errichtung einer Pflegekammer haben sich mittlerweile von gegensätzlich auf zustimmend entwickelt. So schreibt die Ärztezeitung vom 12. Januar 2009: »Die Pflegekammer dient dem Schutz von Patienten und Pflegebedürftigen, weil sie eine verlässliche Kontrolle hinsichtlich Qualifikation sowie Fort- und Weiterbildung ihrer Mitglieder ausübt.«[22] Eine Kammer für die mit Abstand größte Berufsgruppe im Gesundheitswesen würde dieser ermöglichen, ihre Belange gleichberechtigt mit den Selbstverwaltungspartnern – Ärzte, Kliniken und Krankenhäusern – zu vertreten.

Der Chef der sächsischen Landesärztekammer beschrieb 2011 die Errichtung einer Pflegekammer als eine »sinnvolle Ergänzung zu den bereits bestehenden Heilberufskammern. Dadurch könnte eine bessere Struktur des Pflegebereichs, eine verbindliche Berufsordnung, verpflichtende Fortbildungen sowie eine berufliche Qualitätssicherung festgelegt werden. Obwohl die Letztverantwortung für die Patientenversorgung ärztliche Aufgabe bliebe, wäre eine kooperative Zusammenarbeit mit der Pflege unabdingbar.«[23]

---

20 bpa auf einer Pressekonferenz. Im Internet: http:/www.//Pflegekammer jetzt.de/Pressekonferenz
21 Windhorst, T. (2009). Kooperation statt Konkurrenz. In: Dr. med. Mabuse, (3/4) S. 7
22 Ärztezeitung (2009). http://www.aerztezeitung.de/politik_gesellschaft/berufspolitik/article/52778
23 Ärztezeitung (2011): http://www.aerztezeitung.de/politik_gesellschaft/berufspolitik/default. aspx?sid=639872

Der Präsident der Landesärztekammer Rheinland-Pfalz begrüßte 2013, dass eine Kammer berufsrechtlich überörtlich agieren könne, während derzeit Probleme mit Pflegekräften, zum Beispiel im Krankenhaus, nur lokal geklärt werden können.[24]

---

[24] Hessenauer, F. (2013). Die Pflege braucht eine Lobby – eine Kammer soll's richten. In: Medical Tribune (45), 8. November, S. 39

3 DERZEITIGER SACHSTAND: PFLEGE-KAMMERN IN DEN BUNDESLÄNDERN

In den 16 deutschen Bundesländern herrscht derzeit (Stand: Juni 2016) im Hinblick auf die Errichtung von Pflegekammern ein höchst unterschiedlicher Sachstand. Allerdings ist, anders als noch vor wenigen Jahren, heute in mehreren Ländern berufspolitische Bewegung festzustellen, die sich in Forderungen an die Landesregierungen nach pflegerischer Selbstverwaltung ausdrückt.

3.1 Schleswig-Holstein

Im Juli 2015 verabschiedete die Landesregierung das Gesetz zur Errichtung einer Pflegekammer. Die Kolleginnen und Kollegen sind im Rahmen eines Errichtungsausschusses mit dem Aufbau der Kammer beschäftigt.[25]

3.2 Niedersachsen

Ebenfalls im Juli 2015 hat sich nach der Erstellung eines Entwurfs der niedersächsischen Gesetzgebung zur Errichtung einer Pflegekammer die Gründungskonferenz zur Gestaltung der Kammer in Hannover konstituiert.[26]

3.3 Baden-Württemberg

Der Landespflegerat Baden-Württemberg hat 2014/15 im Rahmen einer open petition 13 456 Unterschriften von Befürworterinnen und Befürwortern einer Pflegekammer gesammelt und im Frühjahr 2015 der Ministerin

[25] Ministerium für Inneres und Bundesangelegenheiten des Landes Schleswig-Holstein (2015). Gesetz- und Verordnungsblatt für Schleswig-Holstein. Ausgabe Nr. 11, Kiel, 30. Juli, S. 206
[26] Niedersächsisches Ministerium für Soziales, Gesundheit und Gleichstellung (2015). Gesetz über die Pflegekammer Niedersachsen - Entwurf

für Gesundheit, Katrin Altpeter, übergeben. Konkrete Maßnahmen dazu stehen aus.[27]

3.4 Bayern

Im Dezember 2013 präsentierte Bayerns Gesundheitsministerin, Melanie Huml, die Ergebnisse einer Umfrage, wobei 50 Prozent der befragten Berufsangehörigen für eine Pflegekammer stimmten. Trotzdem wurde der Errichtung einer Pflegekammer nicht stattgegeben. Stattdessen sollte eine »Körperschaft des öffentlichen Rechts« errichtet werden, die nicht im Heilberufskammergesetz verankert ist – sozusagen eine Pflegekammer light – ohne Selbstverwaltung.

Die Berufsangehörigen wehrten sich in zahlreichen Gesprächen mit Politikern gegen eine solche Einrichtung. Im Herbst 2015 übergab die »Bayerische Arbeitsgemeinschaft zur Förderung der Pflegeberufe« eine Petition mit 24 000 Unterschriften. Der Titel: »Pflegekammer für Bayern – Jetzt.« Statt des von der Regierung kreierten sogenannten »Pflegerings« fordern die Pflegevertreterinnen und -vertreter weiterhin eine berufsständische Selbstverwaltung auf der Grundlage des Heilberufskammergesetzes.[28]

Als das bayerische Gesundheits- und Pflegeministerium im Januar 2016 den Bayerischen Landespflegerat einlud, um gemeinsam die als »Pflegering« bekannte, begrenzte Interessenvertretung durch eine Gründungskonferenz zu konstituieren, sagte der Bayerische Landespflegerat ab. Begründung: Die Zurückweisung erfolgte aufgrund der undurchsichtigen Sitzverteilung auf die anderen Teilnehmer, speziell im Hinblick auf Träger- und Arbeitgeberverbände.[29]

---

27 Nachrichten aus dem DBfK Südwest e.V.(2015). Newsletter März 20150323_Newsletter 2015-01. pdf

28 Knapp 24 000 Unterschriften übergeben. Pflegekammer für Bayern jetzt! In: Die Schwester/Der Pfleger (9) 2015

29 Bayerischer Landespflegerat, BLPR, erteilt Pflegeministerium klare Absage. Pressemitteilung, 28. Januar 2016, anke.roever@swmbrk.de

3.5   Berlin

Der Berliner Gesundheitssenator Mario Czaja ließ im Oktober 2014 exa-
minierte Pflegepersonen in Sachen »Pflegekammer« befragen. Ergebnis:
58,8 Prozent wünschen sich eine Pflegekammer, 17,1 Prozent waren dagegen, 13,8 Prozent hatten keine Meinung. Die Präsentation der Ergebnisse
der im April 2015 abgeschlossenen Befragung fand bei der Senatsverwal-
tung für Gesundheit und Soziales statt.[30] Der Ausschuss für dieses Ressort
setzte sich im Juni 2015 in einer Anhörung mit der Akzeptanz einer Pflegekammer für Berlin auseinander. Die politische Diskussion dauert an.[31]

3.6   Brandenburg

Am 8. September 2015 wurde im Landtag Brandenburg die Frage einer
Pflegekammer erörtert. Initiiert durch SPD und Linke und in Anwesenheit
von Hörern aller Fraktionen, Vertretern aus der Liga, des Landespersonal-
ausschusses, dem Bundesverband freier Anbieter sozialer Dienste e.V., dem
Bundesverband freier Kammern sowie der Gewerkschaft ver.di. Das Ergebnis war die Planung einer umfassenden Informationskampagne bei den
Berufsangehörigen durch die Landesregierung.[32]

3.7   Bremen

Der für Gesundheit zuständige Staatsrat, Dr. Joachim Schuster, eröffnete
im Oktober 2012 den pflegerischen Vertretern des Landes, dass eine Pflegekammer politisch nicht gewollt ist. Seither sind keine weiteren Aktivitäten
erfolgt. Kritiker verweisen überdies auf die, ähnlich wie im Saarland, bestehende Arbeitgeberkammer.[33]

---

[30] Landespflegerat Berlin-Brandenburg (2015). Anhörung zur Berliner Pflegekammer. In: Die Schwes-
ter/Der Pfleger (8)
[31] Die Berliner wollen die Kammer – jetzt ist die Politik dran! In: Die Schwester/Der Pfleger (5) 2015
Landespflegerat Berlin-Brandenburg (2015). Anhörung zur Berliner Pflegekammer. In: Die Schwester Der Pfleger (8)
[32] Pressemitteilung des DBfK Regionalverband Nordost vom 7. Januar 2016
[33] Bremer Pflegerat (2012). Pflegekammer jetzt! http://pflegekammerjetzt.de/index.php?option=com_
content&view=art.

3.8 Hamburg

Eine von der Behörde für Gesundheit und Verbraucherschutz durchgeführte Umfrage bei den Pflegenden zeigte 2014 deren ablehnende Haltung gegenüber der Errichtung einer Pflegekammer. Somit besteht für den Senat kein Gesprächsbedarf zu diesem Thema.[34]

3.9 Hessen

Im Juni 2014 wurde von Abgeordneten der SPD eine kleine Anfrage betreffend die Errichtung einer Pflegekammer in Hessen in den Hessischen Landtag eingebracht. Die Antwort des Ministers für Soziales und Integration, Stefan Grüttner, im Juli 2014: »Hessen wird unter Beteiligung der Betroffenen die Einführung einer Pflegekammer, in der alle Pflegeberufe berufsständisch organisiert werden, prüfen. Die Entwicklungen in anderen Bundesländern werden beobachtet.« Seither herrscht von politischer Seite Schweigen zu diesem Thema.[35]

3.10 Mecklenburg-Vorpommern

Bei einer vom Sozialministerium bei 854 Berufsangehörigen durchgeführten und im Januar 2016 veröffentlichten Befragung zur Errichtung einer Pflegekammer votierten 73 Prozent für, 16 Prozent gegen und 11 Prozent waren unentschlossen. Konkrete politische Maßnahmen stehen aus.[36]

3.11 Nordrhein-Westfalen

Bei einer Podiumsdiskussion zur Pflegekammer übergab der Landespflegerat im September 2015 eine Petition (»Pflegekammer NRW jetzt«) mit 42 000 Unterschriften an den Vorsitzenden des Ausschusses für Gesund-

---

34 Hamburger Pflegende votieren gegen Kammer (2014). In: Die Schwester/Der Pfleger (3)
35 Hessischer Landtag (2014). Kleine Anfrage von Abg. (SPD) betreff. Errichtung einer Pflegekammer in Hessen und Antwort des Min. für Soziales und Integration. Drucksache 19/476 vom 18. Juli
36 73 Prozent für Pflegekammer in Mecklenburg-Vorpommern. In: Die Schwester/Der Pfleger (1)

heit, Arbeit und Soziales, sowie Mitgliedern des Landtages NRW. Am 23. Februar 2016 reichte die CDU-Fraktion einen Antrag bei der Landesregierung ein und fordert diese auf. »alle rechtlichen Schritte, die zur Einrichtung einer Pflegekammer in Nordrhein-Westfalen nötig sind, einzuleiten, die entsprechenden Gesetzentwürfe ohne weitere zeitliche Verzögerung zu erarbeiten und dem Parlament vorzulegen.«[37] Entsprechende Handlungen der Landesregierung bleiben abzuwarten.

3.12   Saarland

Das Saarland ist ein Sonderfall. Dort gibt es eine Arbeitskammer, in der alle Arbeitnehmer Pflichtmitglieder sind. Durch die differierende gesetzliche Grundlage können allerdings die Aufgaben einer Heilberufskammer durch die Arbeitskammer nicht übernommen werden. Aus diesem Grund setzt sich der Landespflegerat im Saarland weiter für die Errichtung einer Pflegekammer ein.[38]

3.13   Sachsen

Bei einer 2011 vom sächsischen Pflegerat durchgeführten Umfrage zur Errichtung einer Pflegekammer stimmten 69,8 % der Pflegenden zu. Dieses Ergebnis wurde der Staatsministerin für Soziales und Verbraucherschutz, Christine Clauß, überreicht. Diesbezügliche Gespräche mit der Ministerin haben seither nicht stattgefunden.[39]

---

[37] Landtag Nordrhein-Westfalen (2016). Antrag der Fraktion der CDU: Stärkung und Aufwertung der Pflege durch mehr Selbstverwaltung - Nordrhein-Westfalen braucht eine Pflegekammer. 23. Februar. Drucksache 16/11224

[38] https://de.wikipedia.org/wiki/Arbeitskammer_des_Saarlandes

[39] Nicht nur in Sachsen fehlt eine Gesamtstrategie (2014): In: CARE konkret, 30.Mai(3)

3.14   Sachsen-Anhalt

Die Landesregierung von Sachsen-Anhalt beauftragte 2015 Staatsminister Rainer Robra mit der Prüfung des Für und Wider der Errichtung einer Pflegekammer. Hierauf erfolgte die Einreichung einer detaillierten Gegenüberstellung von Pro und Kontra Pflegekammer bei der Landesregierung. Konkrete Maßnahmen stehen bislang aus.[40]

3.15   Thüringen

Eine Pflegekammer ist in Thüringen bislang kein Thema. Im Koalitionsvertrag der rot-rot-grünen Landesregierung vom November 2014 heißt es: »Eine Pflegekammer wollen wir dann einrichten, wenn die betreffenden Akteure dies einfordern und es zur Stärkung des Berufsfeldes der Pflege beiträgt.«[41]

Fazit

Dieser Sachstand lässt ermessen, dass alle an Kammergründungen Beteiligten noch einen langen und herausfordernder Weg vor sich haben, bis in allen Bundesländern eine Pflegekammer etabliert sein wird.

---

[40] Der Landtag von Sachsen-Anhalt (2015). Das Für und Wider der Errichtung einer Pflegekammer prüfen. Drucksache 6/4301, 12. August

[41] Koalitionsvertrag zwischen den Parteien Die Linke, SPD, Bündnis 90/Die Grünen für die 6. Wahlperiode des Thüringer Landtags 2014

4 DIE GRÜNDUNG DER LANDESPFLEGE-KAMMER RHEINLAND-PFALZ

Die folgenden Kapitel veranschaulichen die einzelnen Etappen der Gründung der Landespflegekammer Rheinland-Pfalz. Zunächst muss festgestellt werden, dass auch in Rheinland-Pfalz die mit der Errichtung einer Pflegekammer befassten Berufskolleginnen und –kollegen mit einem beachtlichen Gegenwind zu kämpfen hatten.

4.1 Aktionen kontra Pflegekammer

Kaum hatte die damalige Sozialministerin in Rheinland-Pfalz, Malu Dreyer, 2012 mit Pflegevertreterinnen und -vertretern aus den Berufsverbänden ernsthafte Gespräche zum Thema Pflegekammer geführt, da wurde von der Gewerkschaft ver.di, Landesbezirk Rheinland-Pfalz, ein offener Brief an die Pflegekräfte versandt. Darin wurden die von der Ministerin vorgebrachten positiven Aspekte einer Berufskammer für die Pflegenden deutlich verneint. Nach Auflistung der üblichen Gegenargumente wurden die Berufsangehörigen aufgefordert, sich bei der bevorstehenden ministeriellen Umfrage gegen eine Kammer auszusprechen.[42] (Letztendlich aber entsandte ver.di dann doch die Vorsitzende des Landesfachbereichs Gesundheit in die Gründungskonferenz – zur Mitarbeit.[43])

Der Präsident der Landesärztekammer von Rheinland-Pfalz erklärte 2013, dass die Ärzte der Gründung einer Pflegekammer distanziert gegenüberstehen, gleichwohl stellte er tatkräftige Unterstützung bei der Etablierung in Aussicht.[44]

Der Arbeitgeberverband wollte nach Aussagen seines Verbandspräsidenten und dessen Vize »die Gründung einer Pflegekammer mit allen Mitteln verhindern.« Beide sahen in einer Pflegekammer nur Nachteile. Sie kriti-

---

[42] ver.di, Landesbezirk Rheinland-Pfalz (2009). Infopost, Offener Brief, Pflegekräfte
[43] Auch verdi arbeitet mit. Interview mit Gesundheitsminister Alexander Schweitzer.(2013) Allgemeine Zeitung, Mainz, 7. September
[44] Hessenauer 2013

sierten die zusätzliche Bürokratie und die steigenden Kosten, die dadurch auf die Arbeitgeber zukommen würden (etwa durch Gehaltserhöhungen für Mitarbeiter).[45]

Der Bundesverband privater Anbieter sozialer Dienste (bpa) stufte zunächst eine Pflegekammer als »völlig überflüssig« ein, war jedoch bereit, das durch die Abstimmung der Pflegenden erreichte demokratische Votum zu akzeptieren. Dennoch schrieb der Vorsitzende des Verbandes im Mai 2015, nachdem das Heilberufsgesetz seit über vier Monaten landesweit Gültigkeit hatte, Altenpflegeeinrichtungen an. Er sorgte gezielt für Verunsicherung und drohte sogar mit Rechtsfolgen wegen der Datenübermittlung der Mitarbeiter an die Pflegekammer.[46]

Im Juni 2015 forderte der Vorsitzende bpa in einem Schreiben an die Einrichtungen erneut zum Boykott der Datenübermittlung an die Pflegekammer auf. Er rief dadurch nicht nur zur Rechtsbeugung auf, sondern versuchte auch die Mitarbeiter der Altenpflege ins berufliche Abseits zu stellen.[47]

Eine kleine Gruppe von Berufsangehörigen veranstaltete noch am 30. September 2015 eine Protestaktion im Innenhof des Mainzer Abgeordnetenhauses. Dabei war zu dem Zeitpunkt das Heilberufsgesetz seit über zehn Monaten in Kraft, zahlreiche umfassende Informationsveranstaltungen im ganzen Land hatten bei den Pflegenden stattgefunden, alle Berufsverbände des Landes hatten sich für eine Berufskammer ausgesprochen, und weit über die Hälfte der zirka 40 000 Pflegenden hatten sich bereits registrieren lassen.

Anführerin der kleinen Protestgruppe war die Betriebsratsvorsitzende der Mainzer Alten- und Wohnheime. Sie verbreitete Falschinformationen und

---

45 »Pflegekammer für Arbeitgeber ein rotes Tuch«. In: Ärzte Zeitung, 3. Mai 2014
46 Landespflegekammer Rheinland-Pfalz, Gründungsausschuss. Landespflegekammer bedeutet Interessenvertretung für alle Mitglieder. Pressemitteilung vom 22. Mai 2015
47 Landespflegekammer Rheinland-Pfalz, Gründungsausschuss (2015). Gezielte Fehlinformationen des bpa schaden der beruflichen Altenpflege und den privaten Einrichtungsträgern. Pressemitteilung vom 19. Juni

Halbwahrheiten über die Pflegekammer und stellte positive Auswirkungen von Kammeraktivitäten auf den Berufsstand in Abrede.[48]

In ähnlicher Weise demonstrierte am 17. November 2015 eine Gruppe von Pflegenden gegenüber dem Abgeordnetenhaus in Mainz gegen die Pflicht-mitgliedschaft der Berufsangehörigen bei der Pflegekammer und verbreitete die auf Fehlinformationen basierenden üblichen Klischees.[49]

4.2 Es geht voran: Erste Gespräche mit der Landes-regierung in Rheinland-Pfalz

Am Rande eines vom Dachverband der Pflegeorganisationen Rheinland-Pfalz (DPO) am 28. Oktober 2010 veranstalteten Kongresses mit dem Titel »Pflege macht Politik« kam es zwischen dem Vorsitzenden des DPO, Dr. Helmut Müller, Krankenpfleger, und Dr. Jürgen Faltin, Leiter des Referats 674 (Gesundheitsrecht, Aufsicht über die Pflegeversicherung) im Ministerium für Soziales, Gesundheit, Familie und Frauen (damalige Bezeichnung) zu einem informellen Gespräch bezüglich der Errichtung einer Pflegekammer in Rheinland-Pfalz. Dabei erwähnte Dr. Faltin, dass wegen EU-Vorgaben Veränderungen im Heilberufsgesetz anstünden. In diesem Zusammenhang ergäben sich Chancen eine Kammer für Pflegeberufe zu etablieren.[50]

Am 28. März 2011 führte Dr. Helmut Müller ein weiteres informelles Gespräch mit Dr. Faltin über Möglichkeiten zur Errichtung einer Pflegekammer im Rahmen der Novellierung des Heilberufsgesetzes.[51]

Bei einer Zusammenkunft am 14. Juni 2011 von Dr. Müller und Andrea Kiefer (stellvertretende Vorsitzende des DPO) mit der damaligen Gesundheitsministerin Malu Dreyer, Staatssekretärin Jacqueline Kraege, Abteilungsleiterin Bartelmes, Abteilungsleiter Rutert-Klein, den Referatsleitern Krick und Faltin zeigte die Ministerin eine grundsätzliche Offenheit für die

---

[48] Stummer Protest gegen Kammer. In: Allgemeine Zeitung, Mainz, 30. September 2015
[49] Ärger über die Pflegekammer. In: Allgemeine Zeitung, Mainz, 19. November 2015
[50] Geschäftsstelle DPO-Dachverband der Pflegeorganisationen Rheinland-Pfalz e.V. (2010-2013). Protokolle: Entwicklung Pflegekammer ab 2010. Unveröffentlicht
[51] Geschäftsstelle DPO-Dachverband der Pflegeorganisationen Rheinland-Pfalz e.V. (2012). Protokolle: Entwicklung der Pflegekammer. Unveröffentlicht

Errichtung einer Gesundheitsfachberufekammer unter Einbezug der Physiotherapie, der Logopädie etc. in Rheinland-Pfalz – allerdings unter zwei Bedingungen:

1. Die Berufsverbände müssen der Verkammerung zustimmen.
2. Die Berufsangehörigen müssen mehrheitlich der Verkammerung zustimmen.

Da lediglich bei den Pflegeberufsverbänden Einigkeit über die Errichtung einer Landespflegekammer herrschte, trat Malu Dreyer für die Etablierung einer Pflegekammer ein. Somit konnten die Vorbereitungen zur Befragung der pflegerischen Berufsangehörigen zur Verkammerung eingeleitet werden.

Im Dezember 2012 erging vom Ministerium ein Aufruf an alle pflegerischen Berufsangehörigen in Rheinland-Pfalz zur Teilnahme an der Abstimmung zur Kammergründung.[52]

In diesem Zeitraum begann auch die Opposition, die CDU-Fraktion im Mainzer Landtag, sich für dieses Anliegen der Pflegeverbände zu interessieren. So lud am 16. Oktober 2012 die CDU, geführt durch die Landesvorsitzende, Julia Klöckner, zu einer Anhörung zum Thema Landespflegekammer in den Landtag ein. Das große Interesse der Pflegenden an einer eigenen Berufsverwaltung äußerte sich durch die volle Besetzung des Plenarsaals, wo betroffene Berufsvertreterinnen und –vertreter aus unterschiedlichen Berufsbereichen ihre Standpunkte äußern konnten.[53]

Eine am 8. November 2012 von der CDU Fraktion an die Landesregierung gerichtete große Anfrage zum Thema Pflegekammer in Rheinland-Pfalz wurde von dieser dahingehend beantwortet, dass im Hinblick auf die Professionalisierung des Berufsbildes und damit der Gleichberechtigung der Pflegenden im Gesundheitswesen eine Verbesserung der pflegerischen Versorgung durch selbstformulierte Regelungen und Standards, sowie durch eine qualitätssteigernde Berufsaufsicht erreicht werden könnte. In Vereinba-

---

52 Rheinland-Pfalz Ministerium für Soziales, Arbeit, Gesundheit und Demografie (2012). Information zur Errichtung einer Pflegekammer für die Berufsangehörigen der Pflege. Werbeflyer
53 Alle sind für die Pflegekammer. In: Die Schwester/Der Pfleger (12)

rung mit den Berufsverbänden sollte deshalb eine Befragung der Berufsangehörigen im ersten Quartal 2013 durchgeführt werden.[54]

4.3   Abstimmung der Berufsangehörigen – Dezember 2012 bis März 2013

Um die zweite Voraussetzung von Ministerin Dreyer, die Zustimmung der Berufsangehörigen, zu erfüllen, beauftragte das Ministerium für Soziales, Arbeit, Gesundheit und Demografie des Landes Rheinland-Pfalz Ende 2012 das Deutsche Institut für angewandte Pflegeforschung e.V. (dip), eine Registrierung und Befragung von den in der Pflege beschäftigten und in Ausbildung befindlichen Personen in Rheinland-Pfalz zur möglichen Errichtung einer Pflegekammer durchzuführen.[55]

Zu diesem Zweck wurde im dip eine Befragungs- und Registrierungsstelle (BRS) eingerichtet. Hier konnten sich Berufsangehörige in der Zeit vom 17. Dezember 2012 bis 18. März 2013 per Telefon, E-Mail oder via Homepage über das Verfahren informieren.

Um an der Abstimmung für oder gegen eine Pflegekammer teilnehmen zu können, mussten sich die Berufsangehörigen und Auszubildenden vorab bei der BRS registrieren lassen. Hierzu waren neben einem Antrag die Vorlage von persönlichen Daten, die Berufsurkunde und eine Bescheinigung des Arbeitgebers bzw. der Ausbildungsstätte erforderlich. Im Anschluss daran konnte mit »ja« oder »nein« zur Errichtung einer Pflegekammer votiert werden.

---

[54] Landtag Rheinland-Pfalz (2012). Antwort des Ministeriums für Soziales, Arbeit, Gesundheit und Demografie auf die große Anfrage der Fraktion CDU – Drucksache 16/1784, Pflegekammer Rheinland-Pfalz, 18. Dezember

[55] Rheinland-Pfalz Ministerium für Soziales, Arbeit, Gesundheit und Demografie (2013). Berichte aus der Pflege. Nr. 21, Juli, Abschlussbericht - Befragungs- und Registrierungsstelle zur Errichtung einer Pflegekammer in Rheinland-Pfalz, Verfasser: Deutsches Institut für angewandte Pflegeforschung e.V. Köln, S. 4

4.4   Informationsmaßnahmen

Gleichlaufend mit dem Registrierungs- und Abstimmungsprozess wurden diverse Maßnahmen der Informations- und Öffentlichkeitsarbeit seitens des Ministeriums, der Pflegeverbände, der Arbeitgeberverbände und Gewerkschaften durchgeführt. Dabei wurden 120 Informationsveranstaltungen im ganzen Land abgehalten und 80 000 Flyer verteilt. Diese Aktionen, wodurch rund 15 000 in der Pflege Beschäftigte und Auszubildende direkt erreicht wurden, führten zu einer nie dagewesenen Intensität der Kontaktaufnahme mit den zirka 38 500 Pflegenden und den rund 6 000 Auszubildenden im Lande.[56]

Von Dezember 2012 bis März 2013 ließen sich 9 321 Berufsangehörige sowie Auszubildende bei der BRS registrieren. Von diesen gaben 7 033 beruflich Pflegende und Auszubildende eine gültige Stimme ab. 5 335 votierten mit »ja« (75,9 Prozent); 1 698 mit »nein« (24,1 Prozent). Damit sprachen sich mehr als drei Viertel derjenigen Personen, die registriert waren, für die Errichtung einer Landespflegekammer aus.

Basierend auf diesem positiven Ergebnis schlug Minister Alexander Schweitzer vom MSAGD vor, dass die Einrichtung einer Pflegekammer durch eine Gründungskonferenz weitergeführt werden sollte.

Zugleich wies der Minister auf den normalen Gesetzgebungsweg hin, auf dem das bestehende Heilberufsgesetz der veränderten Sachlage entsprechend novelliert und dem Landtag zur Verabschiedung vorgelegt wird.[57]

---

[56] Ebd.
[57] Ebd.

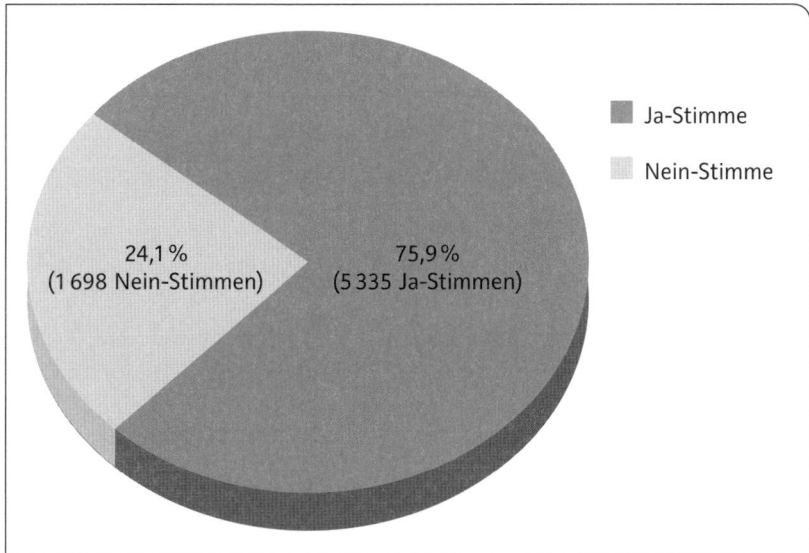

Abb. 1: Abstimmung über die Einrichtung einer Pflegekammer in Rheinland-Pfalz.

Die Klage eines Arbeitgeberverbandes gegen die Errichtung und Zusammensetzung der Gründungskonferenz gegen das MSAGD wurde vom Landesverwaltungsgericht in Mainz abgewiesen. Die Begründung: Die Gründung einer beratenden Arbeitsgruppe bedarf keiner gesetzlichen Legitimierung. Zudem wurden die Mitglieder der Gründungskonferenz nach sorgfältiger Vorbereitung ausgewählt. Alle Berufsgruppen und die Einrichtungsträger sind vertreten und repräsentieren damit alle Bereiche des Pflegewesens des Landes. Es besteht kein Anspruch auf Mitgliedschaft.[58]

---

[58] Gründungskonferenz der Pflegekammer Rheinland-Pfalz (2014). 6. Sitzung, Protokoll vom 10. April. Unveröffentlicht

5   DIE GRÜNDUNGSKONFERENZ

Am 3. Juli 2013 wurde vom Minister Alexander Schweitzer eine Gründungskonferenz zur Errichtung einer Pflegekammer berufen.

Die Vorsitzende dieses Gremiums war die Vorstandsvorsitzende der Maien-
hausstiftung, eine der größten christlichen Stiftungen mit diversen Pflegeeinrichtungen in Deutschland, Schwester M. Basina Kloos, Ordensfrau und
Krankenschwester. Stellvertretender Vorsitzender war Dr. rer. cur. Markus
Mai, Krankenpfleger, stellvertretender Pflegedirektor am Brüderkranken-
haus in Trier. Daneben wurden weitere stellvertretende Vorsitzende berufen: Prof. Dr. Madura von der Hochschule Ludwigshafen und Karola Fuchs
von der Gewerkschaft ver.di. Die 18 Mitglieder kamen aus der Alten-, Kran-
ken- und Kinderkrankenpflege, den Pflegeverbänden, der Pflegewissen-
schaft. Zudem waren Vertreter der Pflegegesellschaft und der Gewerkschaft
ver.di miteingebunden.[59]

5.1   Aufgaben der Gründungskonferenz

In der konstituierenden Sitzung am 3. Juli 2013 erklärte der Minister, dass
die von der Gründungskonferenz vorzubereitende Pflegekammer eine ins-
titutionalisierte Interessenvertretung bekommen soll, die als Körperschaft
öffentlichen Rechts künftig Einfluss nehmen kann auf die Gesundheitspolitik und die Gesundheitsgesetzgebung, und mit anderen Akteuren im
Gesundheitswesen auf Augenhöhe verhandeln kann in diesem Land. Zwei
wesentliche Merkmale gab es:

- Tarifangelegenheiten bleiben nach wie vor der Gewerkschaft überlassen.
- Für die Berufsangehörigen soll diese Institution Anlaufstelle und
  Ansprechpartner für berufliche, wirtschaftliche und soziale Belange
  sein.[60]

---

[59] Ebd.
[60] Dachverband der Pflegeorganisationen Rheinland-Pfalz e.V.(2013). Wichtiger Schritt zur Pflegekammer in Rheinland-Pfalz. Pressemitteilung, 4. April. Im Internet: http://www.dpo-rlp.de/presse/

Die von diesen Zielen abgeleiteten Aufgaben dieses Gremiums waren im Wesentlichen die Bestimmung grundlegender Komponenten für eine tragfähige Struktur, sowie Organisation und Finanzierung der Pflegekammer. Vor dem Hintergrund der auf zwölf Monate begrenzten Arbeitsperiode der Gründungskonferenz hat diese durch Aufnahme ihrer Tätigkeiten den Weg für den nachfolgenden Gründungsausschuss vorbereitet.

Das Vorsitzendengremium unterstützte die Gründungskonferenz, indem sie die Vor- und Nachbereitung der Sitzungen, die Steuerung des Gesamtprozesses sowie die Außenrepräsentanz durchführte.

Zur Erfüllung ihrer Aufgaben bildete die Gründungskonferenz zwei Arbeitsgruppen:
1. eine Finanz- und Organisationsgruppe,
2. eine vorbereitende Arbeitsgruppe Information.

Zunächst legte die Gründungskonferenz eine entsprechende **Geschäftsordnung** für ihre einjährige Tätigkeit fest.

Sodann befasste sie sich in Zusammenarbeit mit Pflegeverbänden mit den pflegespezifischen inhaltlichen Veränderungen des **Heilberufsgesetzes** in Vorbereitung zur Vorlage beim Ministerium. Eckpunkte dabei waren die Autonomie der beruflichen Vertretung, die Berufsordnung, die Mitgliedschaft, die Weiterbildung und die Finanzierung.[61]

Weil trotz umfangreicher Informationsvermittlung zur Zeit der Abstimmung (2012/2013) noch zahlreiche Berufsangehörige wenig oder nichts über eine Pflegekammer wussten, war eine vordringliche Aufgabe die Weiterführung der diesbezüglichen **Öffentlichkeitsarbeit**. Das heißt: Der erneuten Informationsvermittlung und des Dialogs in allen Bereichen der Pflege, in Einrichtungsträgerverbänden, bei Vertretern anderer Heilberufe, Berufsverbänden und Gewerkschaften.

---

[61] Gründungskonferenz der Pflegekammer Rheinland-Pfalz (2013): 2. Sitzung, Anlage zum Protokoll vom 18. September, unveröffentlicht

Hinweise der Bezirksärztekammer, basierend auf deren langjähriger Erfahrung von Anforderungen und Verantwortlichkeit an eine Berufskammer, fanden bei der Gründungskonferenz offene Ohren.

Die Gründungskonferenz errichtete, mit finanzieller Unterstützung des MSAGD eine Geschäftsstelle an der Hochschule Ludwigshafen, in der seit Herbst 2013 eine bestimmte Anzahl von Stellen (1,5 bis 2,0) von Personen aus dem Pflegeberuf mit langjähriger Berufserfahrung und akademischem Abschluss besetzt waren. Deren Zahl wurde im Januar 2015 auf drei Mitarbeiterinnen und im Verlauf des Jahres weiter erhöht.[62]

Zu den Hauptaufgaben der hauptamtlichen Mitarbeiterinnen gehörten, neben der Sicherstellung eines reibungslosen Geschäftsbetriebs, die Organisation der Informationsvermittlung und die Kontaktanbahnung mit anderen Heilberufskammern in Rheinland-Pfalz, sowie die Unterstützung des Vorsitzendengremiums.

Die Gründungskonferenz befasste sich mit den Aspekten der Finanzierung der Pflegekammer. Die Finanzierung muss auf den im Heilberufsgesetz vorgegebenen Aufgaben der Kammer errechnet und durch die eingehenden Mitgliedsbeiträge getätigt werden. Dabei richten sich die Ausgaben nach den Grundsätzen der Sparsamkeit und Wirtschaftlichkeit der Haushaltsführung und der Verwaltungsorganisation.

Die Gründungskonferenz sicherte die Organisation der Pflegekammer durch örtliche Festlegung der Geschäftsstelle und Beschaffung des erforderlichen Mobiliars. Sie bestimmte die personelle Struktur und den Aufgabenbereich der Beschäftigten. Und sie informierte sich über die Nutzung einer für kammerspezielle Zwecke vorteilhaften EDV-Ausstattung.

Die Gründungskonferenz leitete erste Kontaktaufnahmen für eine juristische Unterstützung bei der Erstellung von Satzungen und Ordnungen ein.

---

[62] Landespflegekammer Rheinland-Pfalz (2015). Sie schreiben heute Geschichte! Mitarbeiterinnen nehmen in der Geschäftsstelle des Gründungsausschusses der Landespflegekammer Rheinland-Pfalz ihre Arbeit auf. Pressemitteilung vom 8. Januar

5.2 Die Finanz- und Organisationsgruppe

Die Finanz- und Organisationsgruppe befasste sich in mehreren Sitzungen mit den voraussichtlichen Kosten der zukünftigen Pflegekammer und deren Finanzierung über Mitgliedsbeiträge und sonstige Einnahmen. Die Schwierigkeit der Überlegungen zum **Mitgliedsbeitrag** bestand darin, dass der Betrieb einer Pflegekammer ein erstmaliges Unternehmen war. Die tatsächlichen Kosten waren eine unbekannte Größe.

Nach Festlegung eines Businessplans – basierend auf den Aufgaben der Landespflegekammer – wurde mit einigen Banken über eine **Kreditgewährung** verhandelt. Dabei wurde eine Zinsbindung auf zehn Jahre und eine gesamte Kredittilgung nach zehn Jahren vereinbart.[63]

Zur Finanzierung des Gründungsausschusses gewährte das Land Rheinland-Pfalz nach mehreren Verhandlungsrunden eine Anschubfinanzierung von 500.000 Euro.

Im Hinblick auf eine zunehmende Aufgabenerweiterung der Kammer in den kommenden Jahren, beispielsweise durch Mitgliederbetreuung und Fortbildungsveranstaltungen, wird ein erhöhter Finanzbedarf anfallen. Sodass unter Berücksichtigung einer 2-prozentigen Kostensteigerung bis zum Jahr 2020, ab 2018 von einer jährlichen Summe von 4,5 Millionen auszugehen ist.

Garant für die Kreditwürdigkeit ist die Landespflegekammer als eine Körperschaft öffentlichen Rechts zusammen mit dem Land als Ausfallbürge.

Die Finanz- und Organisationsgruppe erarbeitete die Voraussetzungen für ein leistungsstarkes **EDV-System**. Zentrale Anforderungen an das System waren beispielsweise die Mitgliederverwaltung, die Beitragsverwaltung, die Wahlsoftware, die Budget- und Aktenverwaltung.

---

[63] Gründungskonferenz der Landespflegekammer Rheinland-Pfalz (2014). 7. Sitzung AG Finanzierung und Organisation. Protokoll vom 19. Mai, unveröffentlicht

Zusätzlich erforderliche Technik waren Peripheriegeräte, wie beispielsweise eine Telefonanlage, Präsentationshardware, Kopiergeräte, Frankiermaschine und diverses Büromaterial. Dabei orientierte sich die Arbeitsgruppe an den Empfehlungen der Bezirksärztekammer Rheinhessen, und deren diesbezüglichen Erfahrungen.

Zeitnah wurde eine **Homepage** eingerichtet, um die Berufsangehörigen über Wesen, Aufgaben und Vorteile einer Pflegekammer zu informieren, sowie über deren Gründungsprozess aktuell zu berichten.

Es wurde das **Tätigkeitsprofil der Geschäftsleitung** der Pflegekammer mit zielführender Gewichtung auf einer deutlichen Berufsidentifikation der Bewerberinnen und Bewerber erstellt und mit offizieller Zustimmung des MSAGD für die Stelle in ausgewählten Medien ausgeschrieben.

Es wurde eine Übersicht über die **Aufgabengebiete** der in der **Geschäftsstelle** verwaltungserfahrenen Personen festgelegt und die damit zusammenhängenden Personalkosten kalkuliert.

Nachdem die Finanz- und Organisationsgruppe erkannte, dass die vorhandenen Räume in der Geschäftsstelle zur Erfüllung der Kammeraktivitäten unzureichend waren, fanden Überlegungen zur Suche nach adäquaten Räumlichkeiten statt.

Die Finanz- und Organisationsgruppe lieferte Vorschläge an den Gründungsausschuss zur **Möblierung** der Geschäftsstelle.

Im Zusammenhang mit der Durchführung dieser grundlegenden Aufgaben war die Finanz- und Organisationsgruppe im Gespräch mit der Bezirksärztekammer Rheinhessen. Sie profitierte von deren Erfahrungswerten im Bereich der politischen Mitbestimmungsmöglichkeiten, der Organisation einer handlungsfähigen Verwaltung, der Bündelung von Fachexpertisen und der Mitgliederberatung profitiert.[64]

---

[64] Beratung steht bei uns an erster Stelle. In: Die Schwester/Der Pfleger (4). Gespräch mit Christoph Wollek, Geschäftsführer der Bezirksärztekammer Rheinhessen und Prof. Dr. Frank Weidner, Mitglied der Gründungskonferenz zur Errichtung einer Pflegekammer in Rheinland-Pfalz

5.3   Die vorbereitende Arbeitsgruppe Information

Die vorbereitende Arbeitsgruppe Information beschäftigte sich intensiv mit **Öffentlichkeitsarbeit.** Weil der Gründungskonferenz bekannt war, dass weiterhin bei vielen Berufsangehörigen, trotz vieler Informationsveranstaltungen, beachtliches Unwissen über das Wesen einer Pflegekammer vorherrschte, musste zu deren Verständnis und Zustimmung erneut eine umfassende Informationsvermittlung stattfinden.

Ziele der Informationsvermittlung:
- Darstellung von Wesen, Aufgaben und Leistungen einer Pflegekammer
- Erläuterung des Gründungsprozesses
- Aufnahme von Anregungen, Wünschen und Kritik
- Unterstützungsmöglichkeit des Entscheidungsprozesses durch Berufsangehörige bis zum Abschluss des Gesetzgebungsverfahrens

Vorgehensweise bei der Erfüllung dieser Ziele:
Zur Erfüllung dieser Ziele legte die vorbereitende Arbeitsgruppe eine inhaltliche und praktische Vorgehensweise fest. **Inhaltlich** wurde ein einheitlicher Außenauftritt bei den Präsentationen angestrebt. Beispielsweise sollten:
- bestimmte Logos gleichlautend wiederholt erscheinen;
- eine sprachlich einheitliche Kommunikation stattfinden;
- der Pflegeberuf wertschätzend dargestellt werden;
- die eigenständige Regelung pflegerischen Handelns betont werden;
- die gesundheitspolitische Mitbestimmung Pflegender hervorgehoben werden;
- auf die von der Kammer geleistete Fachberatung, Berufsrechtsberatung und Bildungsorganisation hingewiesen werden.[65]

Im Laufe der Gestaltung der Informationspräsentation konnten von den Informationsvermittlerinnen und -vermittlern Änderungswünsche eingebracht und umgesetzt werden. Somit blieb die Informationsvermittlung nicht statisch, sondern ständig in aktualitätsnaher Anpassung.

---

[65]   Landespflegekammer Rheinland-Pfalz, Gründungskonferenz (2014). Deine Kammer. Werbeflyer

Zur **praktischen** Umsetzung der Vorgaben wurden sogenannte Multiplikatorinnen und Multiplikatoren geschult. Ihnen wurde zum Zwecke der
einheitlichen Informationsvermittlung und als Erinnerungsstütze ein soge-
nanntes »Regiehandbuch« an die Hand gegeben. Darin befand sich eine
Anleitung zur Vorbereitung und Durchführung von Informationsveranstaltungen. Außerdem wurden zahlreiche inhaltliche Punkte zu Hintergrund,
Wesen, Aufgaben und Nutzen einer Berufskammer präsentiert. Häufig
gestellte Fragen und entsprechende Antworten fanden sich in diesem Hand-
buch ebenfalls. Außerdem wurde den Multiplikatoren versichert, dass sie
sich jederzeit des Rückhalts und der Unterstützung der dafür zuständigen
Person in der Geschäftsstelle sicher sein konnten.

Vorbereitend für den Gründungsausschuss fand eine Vorauswahl einer
kompetent erscheinenden Agentur für die Erstellung einer E-Präsentation
statt, um auch beim Thema »Kommunikationsstrategie« einen adäquaten
Vorschlag einzubringen.[66]

Zusätzlich wurden Informationsveranstaltungen, Internetpräsenz, Veröf-
fentlichungen in Fachzeitschriften und anderen Printmedien, sowie Kon-
gressbeiträge getätigt. Empfänger dieser Information waren folgende Perso-
nengruppen:
- Pflegepraktiker
- Trägervertreter
- Einrichtungsleitungen (pflegerisch)
- Politisch Verantwortliche (Gesundheitspolitische Sprecher, Parlamentarier)
- Schulen/Hochschulen

Alle Mitglieder der Gründungskonferenz fungierten als Multiplikatoren
und sicherten die Kontaktaufnahme mit bestimmten Personen bzw. Einrichtungen. Dabei war die praktische Vorgehensweise folgende: Zunächst
informierten Mitglieder der Gründungskonferenz die Einrichtungsleitungen, Träger und Trägerverbände, sowie Pflegedienstleitungen, Qualitäts-
manager und Landespflegeräte über Wesen und Aufgaben einer Pflegekammer. Daraufhin meldeten sich Kolleginnen und Kollegen aus der Pflege und

---

66 Gründungskonferenz der Landespflegekammer Rheinland-Pfalz, Vorbereitende Arbeitsgruppe
    (2014). 10. Workshop. Protokoll vom 19. September. Unveröffentlicht

boten ihre Mithilfe an. Diese agierten als freiwillige Helfer. Ihre Zahl wuchs im Laufe der Zeit auf 80 Personen. Die kaskadenartige Vorgehensweise wurde schon früh durch den enormen Informationsbedarf unterbrochen, sodass schon ab einem frühen Zeitpunkt Informationsveranstaltungen bei anfragenden Einrichtungen vor Ort angeboten wurden.

Zusätzlich dazu referierten Mitglieder der Gründungskonferenz bei regionalen Pflegekonferenzen, Kongressen und Tagungen zum Thema.

Unterstützend zur Informationsvermittlung wurde auf der Homepage der Gründungskonferenz über die Landespflegekammer informiert, 40 000 Info-Flyer zum Thema verteilt, Pressemitteilungen geschrieben, Filmdokumente und Literatur als Download zur Verfügung gestellt. Mitglieder der Gründungskonferenz veröffentlichten Artikel zum Errichtungsprozess und/oder gaben Interviews zum Thema.

Zur Organisation der Informationsvermittlung wurde das Land in sechs Regionen eingeteilt, in denen, unter Leitung von ehrenamtlich tätigen Mitgliedern der Gründungskonferenz, weitere Multiplikatoren und freiwillige Helfer für diese Tätigkeit gewonnen wurden, koordiniert von der Geschäftsstelle. Die Akteure bei der Informationsvermittlung vor Ort waren sowohl die Leitungen der Pflegeeinrichtungen als auch am Bett tätige Kolleginnen und Kollegen.

Zur Kontaktaufnahme mit den einzelnen Einrichtungen in diesen Regionen wurde von der Geschäftsstelle der Gründungskonferenz ein Verteiler mit Mailadressen, Anschriften und Telefonnummern der Pflegeeinrichtungen in Rheinland-Pfalz erstellt, unterteilt in:

- Altenpflegeschulen
- Krankenpflegeschulen
- Hochschulen
- Ambulante Dienste
- Stationäre Pflegeeinrichtungen
- Hospize
- Pflegestützpunkte
- Reha-Einrichtungen
- Plankrankenhäuser

Insgesamt wurden 1 449 Einrichtungen ermittelt.

Die zu informierenden Pflegenden wurden eingeteilt in:
* Gesundheits- und Krankenpflegende
* Altenpflegende
* Gesundheits- und Kinderkrankenpflegende.

Ihre Gesamtzahl lag bei 40 228 Personen.

Die Termine für die Informationsveranstaltungen wurden von der Geschäftsstelle mit den Einrichtungen zeitgerecht vereinbart.

Von Mitgliedern der Gründungskonferenz, internen Multiplikatoren und Helfern wurden 177 Informationsveranstaltungen unter Berücksichtigung der Schichtwechsel durchgeführt. Dabei wurden Berufsangehörige mit dem Thema Pflegekammer vertraut gemacht und konnten darüber diskutieren. In den Diskussionsrunden wurden von den Teilnehmenden viele wichtige Fragen gestellt. Die drei am häufigsten aufgetretenen Fragen:
1. Beitragssumme
2. Mitgliedschaft
3. Fort-und Weiterbildung

Sowohl bei Einrichtungsträgern als auch bei Berufsangehörigen fanden von Ende 2013 und während des ganzen Jahres 2014 Informationsveranstaltungen zum Thema statt, wobei schätzungsweise 10 000 Pflegepersonen erreicht wurden.

Dieses Ergebnis gibt Anlass zu der Annahme, dass durch die erste Informationskampagne im Zusammenhang mit der Abstimmung zur Errichtung einer Pflegekammer (Ende 2012 bis März 2013) und der zweiten Informationsvermittlungsperiode (2013 und 2014) zwischen 40 und 50 Prozent der Pflegenden erreicht wurden.[67]

---

[67] Gründungskonferenz der Landespflegekammer Rheinland-Pfalz, Andrea Kuhn (2014). Zwischenbericht: Auswertung der Informationskampagne der Gründungskonferenz zur Errichtung einer Pflegekammer in Rheinland-Pfalz, vom 3. November

6 DIE NOVELLIERUNG UND VERABSCHIEDUNG DES HEILBERUFSGESETZES

Wie von Minister Alexander Schweitzer aufgrund der positiven Umfrageergebnisse zur Errichtung einer Pflegekammer angekündigt, nahm jetzt die Erweiterung des Heilberufsgesetzes ihren normalen Gesetzgebungsweg.

6.1 Die Novellierung des Heilberufsgesetzes

Im Vorlauf zur Novellierung des Heilberufsgesetzes wurden vom MSAGD 66 Institutionen, darunter Krankenkassenverbände, andere heilberufliche Kammern, juristische Fachexperten für Kammerrecht, Berufsverbände, Gewerkschaften, Hochschulen mit pflegerischen Studiengängen angeschrieben, um deren Stellungnahme zur Gründung einer Pflegekammer einzuholen. Die 33 eingegangenen Stellungnahmen wurden inhaltlich zusammengefasst, im Plenum besprochen und auf darauffolgenden Anhörungen erörtert.

Das Heilberufsgesetz in Rheinland-Pfalz hat Gültigkeit für die folgenden Heilberufe:
- Ärztinnen und Ärzte,
- Zahnärztinnen und Zahnärzte,
- Psychologische Psychotherapeutinnen und Psychotherapeuten,
- Kinder- und Jugendpsychotherapeutinnen und -psychotherapeuten,
- Apothekerinnen und Apotheker,
- Tierärztinnen und Tierärzte
- und jetzt auch: für die ausgebildeten und examinierten Personen im Pflegeberuf.

Die Aufnahme des Pflegeberufs in das HeilBG erfordert eine gesetzlich festgelegte Vorgehensweise, die im Folgenden kurz dargestellt wird.

Die Gründungskonferenz reichte die in ihrer Sitzung vom 23. Oktober 2013 erarbeitete und von den Mitgliedern konsentierte Stellungnahme zur Änderung des HeilBG für die Errichtung einer Landespflegekammer in Rheinland-Pfalz an Minister Schweitzer, MSAGD, weiter. Darin wurden spezifische pflegeberufliche Ergänzungen und Anmerkungen zum Gesetzestext aufgeführt.[68]

Der in dieser Zeit von Minister Schweitzer in den sozialpolitischen Ausschuss eingebrachte Bericht über die Errichtung einer Landespflegekammer stieß bei den Anwesenden auf positive Resonanz.

Am 5. Februar 2014 legte Minister Schweitzer die Novelle des Heilberufsgesetzes vor und diese wurde dem Justizministerium übergeben.

Nach geringfügigen Nachbesserungen wurde die Gesetzesnovelle am 10. Juni 2014 dem Kabinett zur ersten Begutachtung vorgelegt. Nachdem das Kabinett den Entwurf verabschiedet hatte, wurde dieser dem Landtag zur Beschlussfassung zugeleitet.

Am 25. Juni 2014 berieten die Fraktionen des rheinland-pfälzischen Landtags erstmalig über eine Gesetzesnovelle des Heilberufsgesetzes.

Anschließend wurde das Gesetz vom Rechtsausschuss und vom sozialpolitischen Ausschuss erörtert.

Am 3. Juli 2014 fand die erste Anhörung zur Errichtung einer Pflegekammer im sozialpolitischen Ausschuss des Landtages statt.

Am 18. September 2014 fand eine Anhörung der bereits verkammerten Heilberufe im sozialpolitischen Ausschuss zum Thema statt.[69]

Am 16. Oktober 2014 fand eine weitere Anhörung im sozialpolitischen Ausschuss zur Pflegekammer statt. Anwesend waren Mitglieder der Gründungskonferenz, der Gewerkschaft ver.di, der Pflegegesellschaft, der Krankenhausgesellschaft, der DPO sowie der Datenschutzbeauftragte des Landes. Zum Prozedere dieser Anhörung gehörten eine vorab schriftlich

---

68 Gründungskonferenz der Landespflegekammer Rheinland-Pfalz (2013). 3. Sitzung, Protokoll vom 23. Oktober. Uunveröffentlicht
69 Gründungskonferenz der Landespflegekammer Rheinland-Pfalz(2014). Besprechung des Vorsitzendengremiums. Protokoll vom 12. November. Unveröffentlicht

eingereichte Stellungnahme der Gründungskonferenz, eine mündliche Stellungnahme der obigen Vertreter sowie deren Beantwortung von Fragen der Abgeordneten. In ihrer mündlichen Stellungnahme hoben die Pflegevertreter die Vorteile einer Pflegekammer hinsichtlich ihrer Aktivitäten für die bedürftigen Menschen in Rheinland-Pfalz hervor. Denn diese Instanz kann die Orientierung für Fort- und Weiterbildung steuern und durch qualifizierte Pflegekräfte die Situation in der Pflegepraxis verbessern.[70]

Am 4. November 2014 fand ein Informationsgespräch von Mitgliedern der Gründungskonferenz mit dem Arbeitskreis der Fraktionen der SPD und Bündnis 90/Die Grünen statt.[71]

Zwischen dem 19. und 21. November 2014 fand im Plenum eine zweite Befassung zum Gesetz für die Errichtung einer Pflegekammer statt. Eine Abstimmung über die Novelle des Heilberufsgesetzes verlief mehrheitlich positiv.

6.2 Die Verabschiedung des Heilberufsgesetzes

Der 17. Dezember 2014 war der historische Tag der Pflege in Rheinland-Pfalz: Auf der Tagesordnung der 84. Plenarsitzung des Landtags Rheinland-Pfalz stand für 16:15 Uhr der Gesetzentwurf der Landesregierung in zweiter Beratung und Beschlussempfehlung des sozialpolitischen Ausschusses des Heilberufsgesetzes.[72] In dieser Sitzung verabschiedeten die Abgeordneten der drei Fraktionen (SPD, CDU, Grüne) das Heilberufsgesetz einstimmig. Dieser Vorgang war der krönende Abschluss der intensiven Aufgabenbearbeitung der Gründungskonferenz.

Hierzu eine persönliche Anekdote: Dieser Termin veranlasste eine zirka zwölfköpfige Gruppe von PflegekollegInnen und mich, an diesem histori-

---

[70] Gründungskonferenz der Landespflegekammer Rheinland-Pfalz (2014). Gründungskonferenz nimmt Stellung im Landtag: Zweite Anhörung zum Heilberufsgesetz. Pressemitteilung vom 16. November

[71] Gründungskonferenz der Landespflegekammer Rheinland-Pfalz (2014). Besprechung des Vorsitzendengremiums. Protokoll vom 12. November. Unveröffentlicht

[72] Landtag Rheinland-Pfalz, Plenum (2014). Einladung zur 84. Sitzung am Mittwoch, dem 17. Dezember

schen Gesetzesakt teilzunehmen. Während des Routinesicherheitschecks wurde uns vom Ordnungspersonal, unter Androhung einer Gebühr bedeutet, dass wir auf den uns zugewiesenen Plätzen auf der Galerie des Plenarsaals weder laute Kommentare abgeben noch klatschen dürften. Als wir jedoch erlebten, wie die Abgeordneten das Gesetz zur Einrichtung einer Pflegekammer in Rheinland-Pfalz einstimmig verabschiedeten, gab es bei uns kein Halten mehr. Wir sprangen auf und klatschten so laut wir konnten. Wir wurden zwar ordnungsgemäß verwarnt, allerdings ohne Einzug einer Gebühr. Den Gesichtern der an der Abstimmung beteiligten Politiker konnten wir ansehen, dass sie diesen Applaus genossen. Denn wann bekommen sie schon mal eine derart direkte positive Anerkennung ihrer Arbeit?

Durch den Erlass dieses Gesetzes war die Grundlage für die Landespflegekammer in Rheinland-Pfalz geschaffen. Sie konnte als Körperschaft des öffentlichen Rechts, vorläufig repräsentiert durch den noch festzulegenden Gründungsausschuss, und nach der erfolgten Delegiertenwahl 2015, im Januar 2016 ihre Tätigkeit aufnehmen.

Bei dem planmäßigen Übergang der Gründungskonferenz in den Gründungsausschuss im Januar 2015 ist festzustellen, dass die von der Gründungskonferenz zu Beginn ihrer Tätigkeit angestrebten Ziele in hohem Maße erreicht wurden:

- Beispielsweise wurden rund 50 Prozent der Berufsangehörigen über eine Pflegekammer informiert.
- Es wurden Kostenkalkulationen für den Kammerbetrieb vorgenommen und Finanzierungsmodalitäten ausgelotet.
- Es wurden Strukturen für die praktische Arbeit der Geschäftsstelle und die dabei erforderliche EDV-Ausstattung erarbeitet.
- Es wurde Öffentlichkeitsarbeit durch Nutzung unterschiedlicher Medien betrieben.
- Zudem wurde ein Aufgabenkonzept für die Tätigkeit des Gründungsausschusses mit Schwerpunkt auf der Erstellung von Satzungen und Ordnungen festgelegt.

Somit hat die Gründungskonferenz die Basis dafür geschaffen, dass der Gründungsausschuss die eingeleiteten Prozesse weiterführen konnte.

Aus den Protokollen der Gründungskonferenz ist ablesbar, dass es sich bei deren Mitgliedern um eine streng zielorientierte, hoch motivierte und äußerst kooperative Arbeitsgruppe handelte, die in einem begrenzten Zeitraum von Juli 2013 bis Dezember 2015 ein enormes Arbeitspensum bewältigte.

7 DER GRÜNDUNGSAUSSCHUSS

Am 5. Januar 2015 wurden die Mitglieder und Stellvertreter des Gründungsausschusses, deren Namen und Portfolien auf Anfrage des MSAGD von Berufsverbänden, Gewerkschaften und der Gründungskonferenz eingereicht worden waren, vom Ministerium berufen und urkundlich bestätigt. Diese Gruppe wählte den Vorsitzenden und dessen Stellvertretung, sowie zwei weitere Vorstandsmitglieder.

Der Gründungsausschuss und die gewählten Vorstände führten am gleichen Tag ihre konstituierende Sitzung durch. Dabei ordnete der Vorstand den Mitgliedern spezielle Aufgaben zu, beispielsweise die Mitarbeit in der Informationsgruppe, der Finanzierungsgruppe, u. a.

Zwischen den Sitzungen haben die Vorstandmitglieder viele Vorarbeiten geleistet, deren Inhalt/Ergebnis in die Sitzungen eingebracht, von den Mitgliedern diskutiert und beschlossen werden konnten.

7.1 Die Aufgaben des Vorstandes des Gründungsausschusses

Vorsitzender:
- Gesamtprojektsteuerung
- Koordination Gründungsausschuss
- Geschäftsstelle
- Finanzen

Stellvertretende Vorsitzende:
- Informationsorganisation
- Presse/Öffentlichkeitsarbeit
- Internet

Vorstandsmitglied (1):
- Satzungen und Ordnungen
- Wahl
- EDV-Organisation

Vorstandsmitglied (2):
- Informationsorganisation
- Arbeitsschutz
- Datenschutz

7.2 Die Aufgaben der Mitglieder des Gründungsausschusses (allgemein)

Der Gründungsausschuss, als ausführendes Gremium der im Heilberufsgesetz festgelegten Kammeraufgaben, hatte, neben seinen diversen Aufbauaktivitäten, die vordringliche Pflicht die Registrierung der Mitglieder und die Wahl der ersten Vertreterversammlung durchzuführen.

Als Körperschaft öffentlichen Rechts konnte dieser in Selbstverwaltung durch den Vorstand Rechtsgeschäfte tätigen. Die Rechtsaufsicht verblieb dabei, wie bei den anderen Berufskammern auch, beim MSAGD.

Dieses Ministerium versandte das novellierte Heilberufsgesetz an alle Berufskammern. Vom Bildungsministerium wurde es allen Krankenpflege- und Altenpflegeschulen zugeleitet. Die Weiterbildungsordnung für die Berufsangehörigen wird am 1. Januar 2018 in Kraft treten.

Folgende Gremien, die bisher vom DPO besetzt waren, wurden ab 1. Januar 2016 von der Pflegekammer eingenommen:
- Landespflegeausschuss
- Krankenhausplanungsausschuss
- Gemeinsames Landesgremium nach § 90a SGB V

Die Mehrzahl der Entscheidungsfindungen im Gründungsausschusswurde wird durch Beschlussfassung festgelegt. So wurden in der Sitzung vom 6. Januar 2015 **Personalangelegenheiten**, Auswahlverfahren, Arbeitsverträge und Gehälter diskutiert. Es wurde die Vorauswahl der Bewerberinnen und Bewerber für die Geschäftsleitung durch den Vorstand, basierend auf dem Abgleich mit Qualifikationsprofilen, vereinbart.

Es wurde beschlossen, ein von der Bank für Sozialwirtschaft angebotenes und zu bestimmten Konditionen vom Vorstand verhandeltes **Darlehen** (1.000.000 Euro) zur Deckung der durch die Gründungsausschussarbeit entstehenden Verpflichtungen anzunehmen.

Es wurde weiter festgelegt, den **Sitz der Landespflegekammer Rheinland-Pfalz** in Mainz (Gärtnergasse 3 und 117er Ehrenhof) zu etablieren, und im Hinblick auf die Außenwirkung, ab sofort die vom MSAGD genehmigte Firmierung »Gründungsausschuss der Landespflegekammer Rheinland-Pfalz« sowie »Landespflegekammer« und auch Landessiegel und Amtsschild des Bundeslandes Rheinland-Pfalz auf den Kommunikationsträgern zu führen.

Beschlossen wurde weiterhin eine **Aufwandsentschädigung** für die Mitglieder des Gründungsausschusses auf der Grundlage der Entschädigungsordnung, vorbehaltlich der Genehmigung der Rechtsaufsichtsbehörde.[73]

In den folgenden, meist monatlichen Sitzungen, wurden diverse Aufgaben erledigt: So wurde in Anwesenheit von zwei juristischen Beratern die vom Vorstand erarbeitete **Meldeordnung** mit **Meldebogen** im Vorlauf zur Registrierung der Berufsangehörigen besprochen. Nach Durchführung erforderlicher Änderungen wurde das Dokument einstimmig angenommen.

Zudem wurde über
• das Wählerverzeichnis,
• die Listenwahl,
• das Quorum der Liste und
• die Anzahl der Vertreter in der Vertreterversammlung
diskutiert und diese Punkte jeweils einstimmig beschlossen.

---

[73] Gründungsausschuss der Landespflegekammer Rheinland-Pfalz (2015). Konstituierende Sitzung, Protokoll vom 5./6. Januar. Unveröffentlicht

Es wurde auch einstimmig beschlossen, dass keine Quotierung zur Wahl der Vertreterversammlung im Hinblick auf die Berufsgruppen Altenpflege, Gesundheits- und Kinderkrankenpflege sowie Gesundheits- und Krankenpflege in der Wahlordnung festgelegt wird. Die Wahllisten sollen die Berufsgruppe der Pflege ausgewogen und repräsentativ abbilden. Auf dieser Grundlage erstellten die anwesenden Rechtsvertreter einen Entwurf der Wahlordnung.

Der vom Vorstand erarbeitete Entwurf der für die Zeit des Gründungsausschusses gültigen Hauptsatzung wurde vorgestellt und dessen Annahme einstimmig beschlossen.

Der vom Vorstand entworfene vorläufige Haushaltsplan wurde besprochen und einstimmig angenommen.

Während der beiden Sitzungstage stellten sich vier Bewerberinnen für die Position der **Geschäftsleitung der Landespflegekammer** vor. Diese wurden auf der Grundlage des festgelegten Qualifikationsprofils (siehe dazu Ausschreibung in: Die Schwester/Der Pfleger 2014, S. 3) interviewt, begutachtet und es wurde eine entsprechende Auswahl getroffen. Der Beginn ihrer Tätigkeit wurde für den 1. Juni 2015 festgelegt.

Außerdem wurde eine werbewirksame Anwesenheit von mehreren Mitgliedern des Gründungsausschusses an einem eigenen Stand beim Deutschen Pflegetag in Berlin vom 12. bis 14. März 2015 besprochen.

In der Sitzung vom 21. April 2015 wurde über die **Beitragshöhe** der Kammermitglieder diskutiert. Es wurde beschlossen, dass im Hinblick auf die derzeitige Ungewissheit der Kammerkosten die endgültige Entscheidung darüber der Vertreterversammlung vorzubehalten sei. Speziell auch deshalb, weil bis dahin der Kammerbetrieb nahezu ein Jahr stattgefunden haben wird und rückblickend eine einigermaßen realistische Kosteneinschätzung ermöglichen kann. Dieser Beschluss erwies sich im Verlauf der Informationskampagne zur Registrierung aber als nicht haltbar, da es den Berufsangehörigen ein elementares Anliegen war, die Beitragshöhe zu erfahren. Deshalb wurde vom Gründungsausschuss eine vorläufige Summe von 10,00 Euro monatlich (berücksichtigt werden Härtefälle, Teilzeitbeschäftigung etc.) prognostiziert. Die endgültige Entscheidung darüber bleibt jedoch weiterhin der Vertreterversammlung vorbehalten.

Der Vorstand war im regelmäßigen Austausch mit Vertretern anderer Heilberufskammern und Gesundheitsorganisationen wie Ärztekammer, Apothekerkammer, Psychologenkammer, Krankenhausgesellschaft, Pflegegesellschaft, Patientenfürsprecher und erfuhr stets Entgegenkommen und Unterstützung.

Die überarbeitete Hauptsatzung des Gründungsausschusses wurde per Beschluss einstimmig angenommen, von der Landesregierung genehmigt und im Staatsanzeiger (Ausgabe vom 26. Mai 2015) veröffentlicht.[74]

In weiteren Sitzungen des Gründungsausschusses wurden die Namen der Mitglieder des **Wahlausschusses** bekannt gegeben.

Der überarbeitete Haushaltsplan wurde vorgestellt und per Beschluss einstimmig angenommen. Im Jahresverlauf musste der Haushaltsplan des Öfteren bedarfsbedingt justiert werden.

Die organisatorischen Vorbereitungen wie Terminierung und Festlegung angemessener **Örtlichkeiten für die erste Vertreterversammlung** der Pflegekammer Rheinland-Pfalz im Januar 2016 wurden gestartet.

Nach Prüfung mehrerer Angebote entschied sich der Vorstand für die laufende Rechtsberatung der Kammer durch eine bestimmte Rechtsanwaltskanzlei, die einen festen Ansprechpartner zur Verfügung stellt.

Die Vorstandsmitglieder waren bundesweit aktiv durch Vorträge, Interviews und Kontakte zu Bundestagsabgeordneten.

Es wurden die einzelnen Schritte der Kammerwahl, beispielsweise: Stand, Ablauf, Listen, Wahldatum, erörtert.

---

[74] Gründungsausschuss der Landespflegekammer Rheinland-Pfalz (2015). Protokolle vom 10. und 11. Februar und vom 21. April. Unveröffentlicht

Eine vorläufige Version der Hauptsatzung der Landespflegekammer wurde vorgestellt und in bestimmten Eckpunkten beschlossen.[75]

7.3 Die Aufgaben der Mitglieder des Gründungsausschusses (speziell)

Die Mitglieder des Gründungsausschusses wurden bei dessen erster Sitzung am 5. Januar 2015 mit der Aufgabe betraut, gleichzeitig zu den allgemeinen Aktivitäten des Gründungsausschusses eine weitere, groß angelegte Informationskampagne durchzuführen. Denn trotz der bemerkenswerten Ergebnisse der zwei vorausgegangenen Informationswellen wurde in Gesprächen mit Kolleginnen und Kollegen vor Ort erkannt, dass Pflegende weiterhin relevante Informationen zum Thema »Pflegekammer« brauchten.

Zu diesem Zweck wurde ein Arbeitsausschuss gebildet. Die von diesem Ausschuss durchgeführten Informationsveranstaltungen unterschieden sich von den vorausgegangenen dahingehend, dass dabei die Registrierung der Pflegenden vorgenommen werden konnte.

Nachdem die vom Gründungsausschuss vorgeschlagenen Aktivitäten von zwei Werbefirmen von allen Mitgliedern dahingehend beurteilt worden waren, dass sie die Pflege sachgemäß darstellen, beschäftigte sich der Ausschuss Informationsvermittlung in seiner ersten Sitzung mit den jeweiligen vorgestellten Ausführungen eines Kommunikations/Marketing Konzeptes zur Errichtung einer Pflegekammer.

Ziel dieses Marketingkonzepts war es, in kurzen, prägnanten Botschaften und Bildern die Aufmerksamkeit der Pflegenden zu erreichen. Dabei sollten alte Klischees der dienenden, fremdbestimmten Krankenschwester entfallen und die Pflege als kompetente und selbstbewusste Berufsgruppe dargestellt werden.

---

[75] Gründungsausschuss der Landespflegekammer Rheinland-Pfalz (2015). Protokolle vom 1. Juni und 3. September und vom 11. November. Unveröffentlicht

Nach Begutachtung und Überprüfung des Angebots nach obigen Zielvorgaben wurde eine Firma ausgewählt. Diese entwickelte eine Kommunikationsstrategie und erstellte die diversen Werbeträger (Printmaterial, Plakate, Flyer, E-Präsentationen, Internetauftritte, Roll-Ups, Geschäftspapiere) und, führte kontinuierlich erforderliche Text- und Bildanpassungen durch. Außerdem begleitete sie werbetechnisch alle Aufbauphasen der Kammer.

Der Ausschuss entschied sich für die Beibehaltung der bisher funktionierenden Organisationsstruktur der Informationsvermittlung an die Berufsangehörigen.

In weiteren Sitzungen wurden die Vorgehensweise der erneuten Kontaktaufnahme mit den Verantwortlichen der sechs Regionen sowie die Terminierung weiterer Informationsveranstaltungen besprochen. Im Verlauf von zirka fünf Wochen wurden 141 Multiplikatoren geschult, die in ihren Tätigkeitsbereichen die Informationsvermittlung durchführten. Die Werbeagentur erstellte dafür Standard-E-Präsentation.

Es wurde beschlossen, die Intensität der Informationsvermittlung durch Einsatz einer »Drei Säulen Strategie« zu erhöhen:

- Digital:
  - Die Homepage der Gründungskonferenz wurde neu aufgestellt.
  - Die Landingpage wurde fertiggestellt.
  - Der Facebook-Auftritt wurde erstellt.
- Vor Ort:
  - Zur Durchführung von Informationsveranstaltungen wurden 55 Multiplikatoren zentral in Mainz geschult.
  - Anschließend erfolgten weitere Schulungen in den Regionen.
- Presse:
  - Printmedien informierten regional über den fachlichen Kontext zum Thema Pflegekammer. Hierfür wurde Informationsmaterial (Flyer, Pressemappen) zur Verfügung gestellt und themenrelevante Gespräche vereinbart.

Zur Durchführung der weiteren Aufgaben wurden Mitglieder des Gründungsausschusses sowie Angestellte der Geschäftsstelle bestimmt.

Zur Belebung der Präsentationen vor Ort wurden, zum Zwecke der Selbstidentifikation der Pflegenden, Fotos mit »echten«, in den verschiedenen Berufsbereichen aktiv tätigen Pflegenden aus Rheinland-Pfalz vorgestellt, die die Kammeridee unterstützten.[76]

Unter Zugrundelegung des betreffenden Passus im Heilberufsgesetz wurden 1 800 Arbeitgeber in Rheinland-Pfalz angeschrieben und um Angaben zu Vor- und Familienname, Geburtsdatum, Berufsbezeichnung und derzeitige Anschrift ihrer pflegerischen Mitarbeiter gebeten.

Die Arbeitgeber informierten ihre Mitarbeiter über diese Maßnahme. Durch dieses Vorgehen konnte der Gründungsausschuss die gemeldeten Berufsangehörigen kontaktieren und ihre Mitarbeit registrieren. Diese Vorgehensweise war mit dem Landesdatenschutzbeauftragten abgestimmt.

Zudem konnten sich die Einzelnen auch eigenständig registrieren. Die Anleitung zur Selbstregistrierung wurde auf die Homepage gestellt und konnte ab 1. April 2015 starten.

7.4   Registrierung der Berufsangehörigen

Rechtliche Grundlagen für die Registrierung bei der Pflegeberufskammer:
- Das Heilberufsgesetz vom 17. Dezember 2014
- Die Meldeordnung, genehmigt vom MSAGD am 30. März 2015
- Der Meldebogen, genehmigt vom MSAGD am 30. März 2015

Registrierung bedeutet das Eintragen der Namen von Berufsangehörigen in eine Namensliste bei der Pflegekammer.

Schritte bei der Registrierung:
1. Die/der Pflegende füllt den Meldebogen aus (download).
2. Die/der Pflegende macht eine Kopie ihrer/seiner Berufsurkunde,
3. Die/der Pflegende lässt diese beglaubigen.

---

[76] Gründungsausschuss der Landespflegekammer Rheinland-Pfalz (2015). Arbeitsgruppe Informationskampagne. Protokolle vom 21. Januar und, 23. Februar und vom 30. April. Unveröffentlicht

4. Die/der Pflegende schickt den ausgefüllten, unterschriebenen Meldebogen und die Kopie der Berufsurkunde an die Geschäftsstelle der Landespflegekammer.

Dieser Vorgang konnte auch bei den kammerrelevanten Informationsveranstaltungen vor Ort durchgeführt werden, sofern die nötigen Dokumente vorgelegt wurden. Dabei beglaubigten die Informationsvermittler durch Stempel der Kopie das eingesehene Original der Berufsurkunde.

Die Registrierung bei der Landespflegekammer bis zum Stichtag, 15. Oktober 2015, berechtigte die Einzelnen zur Teilnahme an der Wahl der Vertreterversammlung.

Der Zeitraum der Registrierung wurde vom 1. April bis 15. Oktober 2015 festgelegt. Obwohl die Registrierung auch danach möglich war, konnten die nach dem 15. Oktober Registrierten nicht an der Wahl der Vertreterversammlung teilnehmen.

Während dieser Zeit wurden 445 Informationsveranstaltungen in den sechs Regionen des Landes durchgeführt.

Hierfür waren 160 Multiplikatoren geschult worden. Die Multiplikatoren und Gründungsausschussmitglieder sind 12 500 km gefahren. An 206 Orten fanden Informationsveranstaltungen statt.

Im Rahmen der Arbeitgeberanfrage wurden erfasst: 38 000
Angeschrieben und zur Registrierung gebeten wurden: 37 000
Direktregistrierungen bei Informationsveranstaltungen: 6 000
Anzahl der registrierten Berufsangehörigen am 15. Oktober 2015   25 813

Die Registrierung der Berufsangehörigen lief weiter und wurde täglich vielmals genutzt.[77] Bei Abschluss der Registrierung wird ein Mitgliedsausweis in Form eines Plastik-Kärtchens an die Berufsangehörigen versandt.

---

[77] Landespflegekammer Rheinland-Pfalz. Gründungsausschuss (2015). Information zur Pflegekammer/Statistik der Geschäftsstelle: Sachstand zur Registrierung am 20. Oktober

Dieser Mitgliedsausweis wurde am 9. September 2015 von Ministerin Sabine Bätzing-Lichtenthäler an zwei BerufskolleginInnen im Beisein des Vorstandes des Gründungsausschusses in einer Feierstunde symbolisch überreicht.

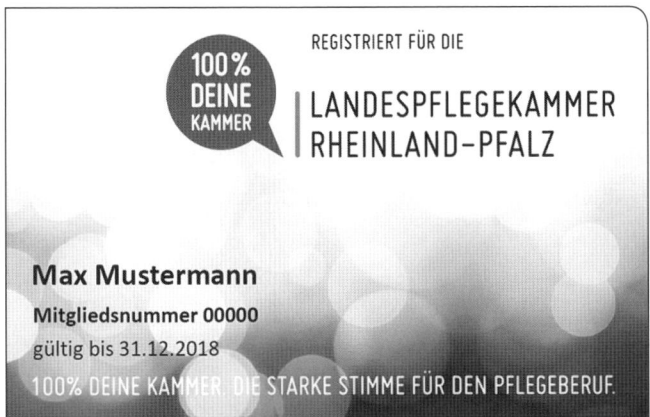

Abb. 2: Mitgliedsausweis der Landespflegekammer Rheinland-Pfalz.

7.5   Die Wahl der Vertreterversammlung

Rechtliche Grundlagen für die Wahl der Vertreterversammlung:
- Das Heilberufsgesetz vom 17. 12. 2014
- Die Wahlordnung, genehmigt vom MSAGD am 5. Mai 2015

Die Vertreterversammlung ist das höchste Gremium der Landespflege-kammer. Dieses Gremium vertritt die Belange aller bei der Landespflege-kammer registrierten Berufsangehörigen und steuert die Aktivitäten der Kammer. Hier werden inhaltliche und organisatorische Fragen beraten und beschlossen. Dadurch entscheidet die Pflege selbst über alle grundsätzli-chen beruflichen Fragen bei der Patientenversorgung.
- Die registrierten Kammermitglieder wählen aus ihrer Mitte 81 beruf-liche Vertreterinnen bzw. Vertreter.
- Alle registrierten Pflegenden haben ein aktives und passives Wahlrecht (können wählen und gewählt werden).
- Es wurde eine Listenwahl durchgeführt.

Die Namen der Kandidatinnen und Kandidaten (Wahllisten) wurden von Arbeitgebern, Pflegeverbänden, berufsspezifischen Fachgruppen, Ausbildungskohorten und Gewerkschaften und von Mitarbeiterinnen und Mitarbeitern von Einrichtungen erstellt und beim Wahlausschuss eingereicht.

Gleichermaßen konnte jedes wahlberechtigte Mitglied der Pflegekammer eine Liste mit Kandidaten für die Vertreterversammlung beim Wahlausschuss vorlegen. Jede Liste musste von mindestens 150 wahlberechtigten, das heißt: registrierten Kammermitgliedern durch Unterschrift unterstützt werden. Jedes wahlberechtigte Kammermitglied konnte nur eine Liste unterstützen.

Nachdem die Wahlordnung zur Wahl der Vertreterversammlung vom MSAGD genehmigt und im Staatsanzeiger veröffentlicht worden war (Ausgabe vom 26. Mai 2015), bestellte der Gründungsausschuss durch einstimmige Beschlussfassung einen Wahlausschuss zur Bearbeitung der ersten Wahl der Vertreterversammlung der Landespflegekammer Rheinland-Pfalz. Mitglieder dieses Wahlausschusses waren:
- Ein Wahlleiter (Jurist)
- ein stellvertretender Wahlleiter (Jurist)
- vier Mitglieder des Wahlausschusses (Pflegepersonen)
- vier stellvertretende Mitglieder des Wahlausschusses (Pflegepersonen)

Für die Wahl der Vertreterversammlung wurden nach sorgfältiger Prüfung durch den Wahlausschuss 17 Wahllisten zugelassen.

7.5.1   Schritte bei der Wahl der Vertreterversammlung:

1. Der Gründungsausschuss unterstützte die Wahlzeit und die aufgestellten Wahllisten mit umfassenden Mitteln:
- An 46 Standorten wurden Großflächenplakate angebracht.
- Ein mehrseitiger sogenannter Selfmailer mit kammerrelevanten Informationen wurde an alle registrierten Kammermitglieder versandt.
- Radiobotschaften wurden gesendet.
- In elektronischen Medien animierten bewegte Bilder und Foto/Druckhinweise zur Wahlbeteiligung.

- Eine Beratung der Listenvertreter bei vielen wahlbezogenen Fragestellungen wurde durchgeführt.

2. Am 30. November 2015 fand das sogenannte »Duell der Listen« in der Katholischen Hochschule in Mainz statt. Dabei konnten die registrierten Mitglieder der Landespflegekammer die Ideen und Vorhaben der Kandidaten der einzelnen Wahllisten kennenlernen. Es stellten sich die Top-Kandidaten der vom Wahlausschuss zugelassenen 17 Wahllisten den Diskussionsrunden mit KollegInnen.

Am Beispiel der Liste »100 % gute Pflege DPO/komba« sollte die neue Form des berufspolitischen Engagements, nämlich der Wahlkampf zur Selbstverwaltung des Pflegeberufes, verdeutlicht werden:
- Im Vorlauf der Wahl der Vertreterversammlung wurde in Zusammenarbeit des Gründungsausausschusses mit dem DPO und der Gewerkschaft »komba« eine Kandidatenliste mit 99 Namen erstellt. Die Kandidatinnen und Kandidaten auf dieser Wahlliste trafen sich auf einem Wahlkonvent. Dabei konnten sie einander kennenlernen, sich auf den Wahlkampf vorbereiten und schwerpunktmäßig die von ihnen anvisierten Aufgaben der Pflegekammer vorstellen, sowie die Wahlthemen vervollständigen.
- Die Mitglieder der Liste wurden als Multiplikatorinnen und Multiplikatoren geschult.
- Den mit der Vorbereitung und Durchführung befassten Kandidatinnen und Kandidaten von Wahlkampfveranstaltungen wurde zusätzlich zum verbreiteten Werbematerial ein Regiehandbuch zur einheitlichen Vermittlung von Wahlinformation in ihren Regionen an die Hand gegeben.
  - Darin wurde ihnen der Hintergrund der Kandidatenliste erläutert.
  - Es wurden, ähnlich wie im Regiehandbuch »Information«, das Wesen und die Struktur der Pflegekammer erklärt;
  - die Ziele und Vorhaben der Pflegekammer vorgestellt;
  - der Wahlablauf, der Zeitplan und die Strategie der Wahlkampagne verdeutlicht;
  - die Konkurrentenlisten aufgeführt;
  - die Zielgruppen, der zeitliche Umfang von Wahlveranstaltungen und mögliche Örtlichkeiten vorgeschlagen;
  - häufige Fragen, mögliche Argumente und Gegenargumente skizziert;
  - Hinweise zur Nutzung dieser Information verdeutlicht.

- Die Profile der Kandidaten auf der Liste »100 % gute Pflege-DPO/komba« waren im Internet einsehbar.

3. Die Wahl wurde als Briefwahl durchgeführt:
- Der Postversand von Wahlinformationen und Wahlaufruf an alle registrierten Wahlberechtigten erfolgte vom 11. bis 14. November 2015.
- Die Stimmzettel und Wahlunterlagen wurden vom 24. bis 27. November 2015 an die Wahlberechtigten versandt.
- Die Abgabe der ausgefüllten Stimmzettel war bis spätestens 11. Dezember 2015 möglich.

Am 15. Dezember 2015 wurden vom Wahlausschuss folgende Ergebnisse bekannt gegeben:

Die Wahlbeteiligung lag bei 43,4 Prozent und damit im Schnitt mit anderen vergleichbaren Kammerwahlen in Rheinland-Pfalz und bundesweit.
- Von den 17 Wahllisten erreichte die zahlenmäßig größte Liste (»100 % gute Pflege (DPO/kombat«) mit 99 Kandidaten 26,14 Prozent der Stimmen.
- Die Liste »ver.di Arbeitnehmer/innen gestalten Pflege« holte 15,82 Prozent.
- Die weiteren 15 Listen konnten zwischen 6,30 und 1,56 Prozent der Stimmen auf sich verbuchen.

Alle 81 Sitze der Vertreterversammlung konnten besetzt werden. Auf jede der zugelassenen Wahllisten entfällt wenigstens ein Sitz.[78]

---

[78] Gründungsausschuss der Landespflegekammer Rheinland-Pfalz(2015). Erste Pflegekammerwahl in Deutschland erfolgreich durchgeführt. Pressemitteilung vom 15. Dezember

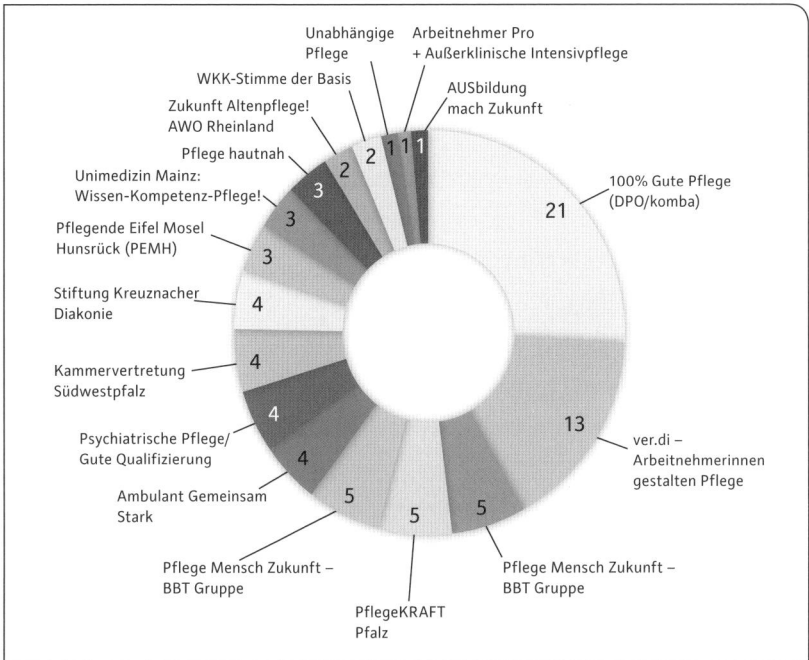

Abb. 3: Wahlergebnis Kammerwahl Vertreterversammlung 2015.

Die im Zusammenhang mit der Registrierung und dem Wahlvorgang verwendeten Printmedien wurden von ein und derselben Firma hergestellt und kostengünstig versendet.

In der letzten Sitzung des Gründungsausschusses am 5. Januar 2016 wurde die mit juristischer Unterstützung erarbeitete, streng am Heilberufsgesetz orientierte **Hauptsatzung der Landespflegekammer** vorgestellt und beschlossen. Sie wird in dieser Fassung der Vertreterversammlung weitergereicht und empfohlen werden.

Die Empfehlungsliste der Mitglieder des **Wahlprüfungsausschusses** wurde vorgestellt und einstimmig angenommen.

Die Hintergründe der **Erweiterung des Haushaltsvolumens** wurden erläutert. Diese war im Hinblick auf den Betrieb der Landespflegekammer notwendig geworden.

Die Gruppe **Öffentlichkeitsarbeit** konzentrierte sich in dieser Zeitperiode auf die kammerrelevante Informationsvermittlung an **Pflegeverbände** und **berufliche Organisationen.**

Die **Aktualisierung der Informationsseiten** im Internet wurde durchgeführt.

Die **Tagesordnung** des festlichen Rahmens der ersten Zusammenkunft der Vertreterversammlung, sowie der strukturierte Arbeitsablauf der ersten Sitzung der **Vertreterversammlung** wurden besprochen und beschlossen.[79]

---

[79] Gründungsausschuss der Landespflegekammer Rheinland-Pfalz(2016). Protokoll vom 5. Januar. Unveröffentlicht

8   DIE VERTRETERVERSAMMLUNG

Mit einem Festakt wurde am 25. Januar 2016 die erste Vertreterversammlung der Pflegekammer Rheinland-Pfalz, und damit die erste Pflegekammer in Deutschland, eröffnet. Die Anwesenheit zahlreicher Berufskolleginnen und -kollegen auch aus anderen Bundesländern sowie vielen politischen Repräsentanten gab diesem Ereignis eine besondere Note.

Basierend auf der Hauptsatzung der Landespflegekammer Rheinland-Pfalz befasst sich die Vertreterversammlung mit allen grundsätzlichen Angelegenheiten und Aktivitäten der Pflegekammer. Daraus ergeben sich zahlreiche Detailaufgaben, die den Mitgliedern der Vertreterversammlung vom noch amtierenden Vorstand des Gründungsausschusses verdeutlicht wurden.

8.1   Erste Sitzung der Vertreterversammlung

Auf der ersten Sitzung der Vertreterversammlung am 25./26. Januar 2016 wurden die Mitglieder in die Kammerarbeit eingeführt. Dabei wurden die bisher vom Vorstand des Gründungsausschusses getragenen Verantwortungsbereiche vorgestellt und erläutert. Es handelte es sich vorrangig um:

• Politische Arbeit
• Satzungen/Ordnungen
• Geschäftsstelle
• Haushalt 2015/16
• Öffentlichkeitsarbeit

Im weiteren Verlauf wurden die Mitglieder des Wahlprüfungsausschusses namentlich vorgestellt und von der Vertreterversammlung angenommen.

Sodann befasste sich die Vertreterversammlung mit der gesetzlichen Grundlage für ihre Arbeit, der Hauptsatzung. Dabei wurde mit juristischer Unterstützung jeder einzelne Paragraf durchgesprochen und jeweils die Möglichkeit zu Nachfragen, Änderungen oder Anmerkungen gegeben. Es wurde zu jedem Paragrafen einzeln abgestimmt und letztendlich das Gesamtdokument der Hauptsatzung einstimmig angenommen. Diese Hauptsatzung der Vertreterversammlung wurde mit Wirkung vom 18. Februar 2016 vom MSAGD genehmigt.

Außerdem wurde eine Arbeitsgruppe zum Thema »Beitragsfestlegung« gegründet. Die Anzahl des Vorstandes der Pflegekammer wurde auf sieben Personen plus Vorstand und Vertreter per Beschluss festgelegt.[80]

8.2   Zweite Sitzung der Vertreterversammlung

Nach Änderungen wurde die Aufwands- und Entschädigungsordnung für die Mitglieder der Vertreterversammlung, die sich an denen anderer Heilberufe in Rheinland-Pfalz orientiert, per Gesamtbeschlussfassung angenommen.

Die von der Arbeitsgruppe Beitragsfestlegung vorgeschlagenen Eckpunkte wurden an den Ausschuss Beitragsordnung der Landespflegekammer übergeben.

Es wurden weitere Verhandlungen mit Banken wegen der Kreditfinanzierung zur Sicherung der Liquidität der Landespflegekammer geführt. Die Angebote wurden an den Finanzausschuss übermittelt.

Die Geschäftsstelle der Pflegekammer befasst sich weiterhin im Sinne der »Mitmachkammer« mit der Informationsvermittlung an die Berufsangehörigen (registrierte sowie nicht registrierte) über die Kammerarbeit zum Zwecke der Akzeptanzschaffung. Dabei wird das etablierte System der Multiplikatoren weiter genutzt, die vor Ort die oft kleinteiligen und zeitaufwändigen Verfahrensweisen der Kammer-Aufbauarbeit der Vertreterversammlung den KollegInnen vor Ort erläutern. Dabei wird weiterhin die Drei-Säulen-Strategie eingesetzt.

---

[80] Vertreterversammlung der Landespflegekammer Rheinland-Pfalz (2016). Protokoll vom 25. und 26. Januar. Unveröffentlicht

Basierend auf der Hauptsatzung der Landespflegekammer Rheinland-Pfalz ist es für Berufsangehörige anderer Bundesländer möglich, sich als freiwilliges Mitglied bei der Landespflegekammer Rheinland-Pfalz registrieren zu lassen.

Die auf dieser Sitzung durchgeführten Personen-Wahlen zur Ausübung der Amtsgeschäfte der Landespflegekammer wurden vom Wahlleiter Dr. Jürgen Faltin (juristische Aufsicht) betreut. Nachdem sich die einzelnen Kandidaten vorgestellt hatten, wurde die Besetzung der folgenden Positionen von der Vertreterversammlung für die nächsten fünf Jahre gewählt:

- Präsident (Vorsitzender) der Landespflegekammer Rheinland-Pfalz: Dr. Markus Mai
- Vizepräsidentin (stellvertr. Vorsitz.) der Landespflegekammer Rheinland-Pfalz: Sandra Postel, MSc
- Vorstand der Landespflegekammer Rheinland Pfalz:
  - Hans-Josef Börsch
  - Karim Elkhawaga
  - Christa Wollstädter
  - Andrea Bergsträßer
  - Angelika Broda
  - Esther Ehrenstein
  - Renate Herzer

Die Vertreterversammlung beschloss die Größe von Ausschüssen auf elf Teilnehmer zu begrenzen. Die Teilnehmer für folgende Ausschüsse wurden gewählt:

- Satzungsrecht
- Beitragsordnung
- Finanzen
- Ehrenamtliche Richterinnen und Richter für Berufsgericht/Landesberufsgericht

Es wurde eine Arbeitsgruppe »Berufliche Bildung« mit zahlreichen Teilnehmern etabliert, die sich in Unterausschüsse aufteilen wird.[81]

---

[81] Vertreterversammlung der Landespflegekammer Rheinland-Pfalz (2016). Protokoll vom 2. März. Unveröffentlicht

Einen Überblick über die derzeitige Struktur der Landespflegekammer mit deren Organen/Gremien gibt das nachstehende Organigramm (vgl. Abbildung 4). Dabei soll die Bedeutung einer effizient funktionierenden Geschäftsstelle hervorgehoben werden.

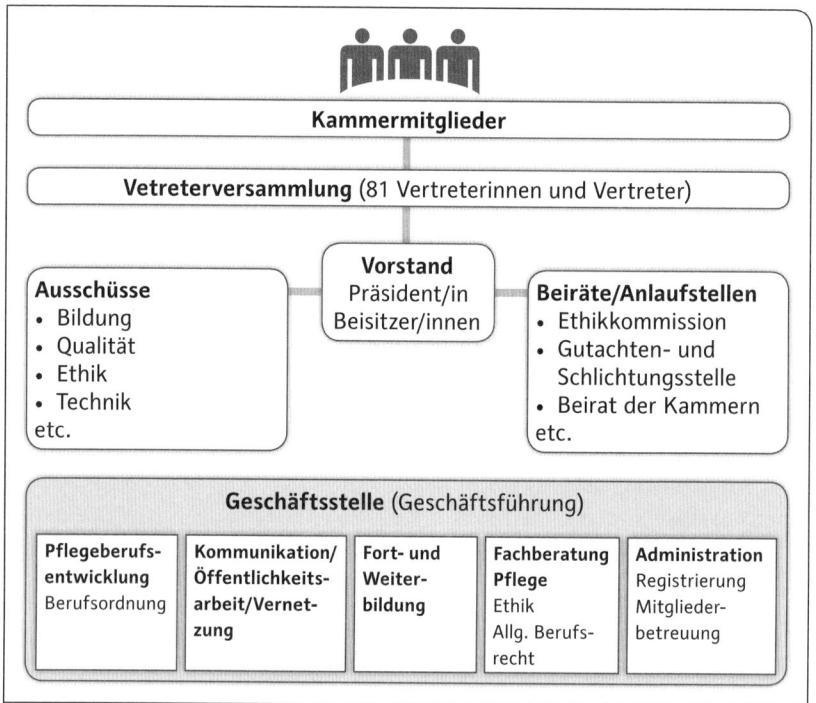

Abb. 4: Struktur der Landespflegekammer Rheinland-Pfalz

9   ABSCHLUSS UND AUSBLICK

Die zweite Sitzung der Vertreterversammlung hat damit begonnen, ein tragfähiges operatives Fundament zu schaffen, worauf der weitere Aufbau der Pflegekammer während der kommenden Jahre durchgeführt werden kann. Dabei steuern die beruflichen Vertreter, basierend auf der Hauptsatzung und abgeleitet vom Heilberufsgesetz, alle Angelegenheiten der Berufsangehörigen in kollegialer Selbstverwaltung. Somit ist jetzt der Zeitpunkt gekommen diese Schrift zu beenden.

Die vorstehend aufgezeigten, während der Gründungsphase von hoch motivierten und sehr engagierten Kolleginnen und Kollegen aus allen pflegerischen Fachbereichen durchgeführten Aufgaben und Aktivitäten zur Errichtung einer Berufskammer in diesem Bundesland haben die Beteiligten in nie dagewesener Weise einander nähergebracht.

Dabei ist eine einmalige Art der »Verschwörung« und Hingabe der Handelnden an diese Herausforderung entstanden. Sie eint die Überzeugung, einer notwendigen und erstrebenswerten beruflichen Sache zu dienen. Verbunden in diesem Geist werden die gewählten Vertreterinnen und Vertreter dieser Landespflegekammer deren Aufbau sukzessive vervollkommnen, sowie ihre dabei gesammelten Erfahrungen und zielführenden Hinweise an die Kolleginnen und Kollegen anderer Bundesländer weitergeben.

ABKÜRZUNGSVERZEICHNIS

Bpa	Bundesverband privater Anbieter sozialer Dienste e.V.
CDU	Christlich Demokratische Union
CSU	Christlich Soziale Union
DBfK	Deutscher Berufsverband der Pflegeberufe
Dip	Deutsches Institut für angewandte Pflegeforschung
DPO	Dachverband der Pflegeorganisationen in Rheinland-Pfalz
DPR	Deutscher Pflegerat
GA	Gründungsausschuss der Landespflegekammer RLP
GK	Gründungskonferenz zur Errichtung der Landespflegekammer RLP
HeilBG	Heilberufsgesetz
LÄK	Landesärztekammer RLP
MSAGD	Ministerium für Soziales, Arbeit, Gesundheit und Demografie
NRW	Nordrhein-Westfalen
SPD	Sozialdemokratische Partei Deutschlands
RLP	Rheinland-Pfalz
ver.di	Vereinigte Dienstleistungsgewerkschaft

LITERATUR

Albrecht et al. (2002). Positionspapier: Die Kammer für Pflegeberufe. Förderverein

Böhm, D. (2013). Pflegekammern in Deutschland – Halten sie, was sie versprechen? Eine aktuelle Analyse anhand von Planungen in Rheinland-Pfalz. Diplomica Verlag Hamburg

Hanika, H. (2012). Pflegekammer sichert Partizipationsrecht. In: Heilberufe (1), S.

Hessenauer, F. (2013). Die Pflege braucht eine Lobby – eine Kammer soll's richten. In: Medical Tribune (45), 8. November

Linberg-Klotz, I. (1990). Kammer für Pflegeberufe oder: Auf der Suche nach einem Selbstbestimmungsinstrument. In: Die Schwester/Der Pfleger (9) S. 741

Niedersächsisches Ministerium für Soziales, Gesundheit und Gleichstellung (2015). Gesetz über die Pflegekammer Niedersachsen - Entwurf

Schirmer, D. (2011). Argumente und Fakten zur Diskussion über die Einführung einer Pflegekammer in Bayern. ver.di-Sch

Seewald, O. (1997). Kurzfassung des Rechtsgutachtens: Die Verfassungsmäßigkeit der Errichtung einer Klammer für Pflegeberufe im Freistaat Bayern

Windhorst, T. (2009). Kooperation statt Konkurrenz. In: Dr. med. Mabuse, (3/4)

Weiterführende Literatur zum Thema

Hanika, H. (2015). Ihre erfolgreichen Pflegekammern in Deutschland und Europa. Steinbeis-Edition, Berlin

Kellnhauser, E. (2012). Krankenpflegekammern und Professionalisierung der Pflege, (2012) 2. Auflage, Fachverlag Ursula Zawada, Mönchengladbach

Kuhn, A. (2016). Die Errichtung einer Pflegekammer in Rheinland-Pfalz. Der fehlende Baustein zur Professionalisierung? (2016) Springer, Wiesbaden

REGISTER